MON CAHIER

HIIT

— JESSICA XAVIER ET FIT BY CLEM —

ILLUSTRATIONS
COUVERTURE : ISABELLE MAROGER
INTÉRIEUR : AUDREY BUSSI

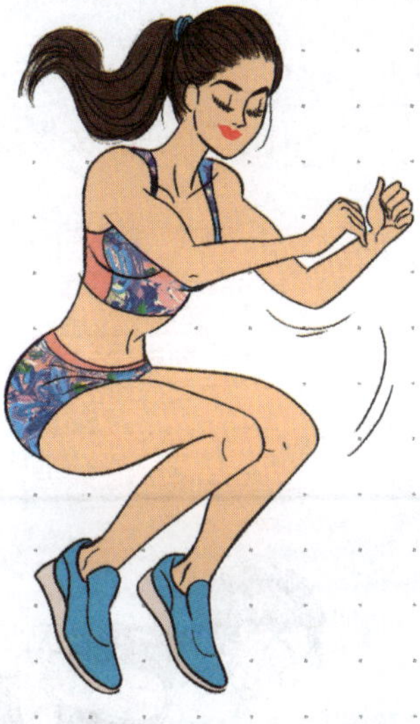

SOLAR
EDITIONS

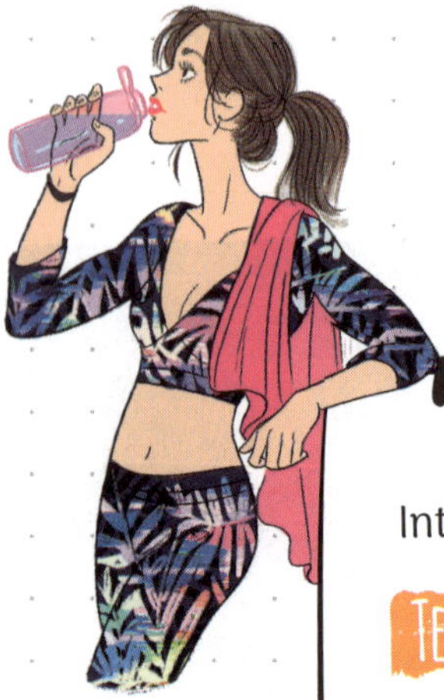

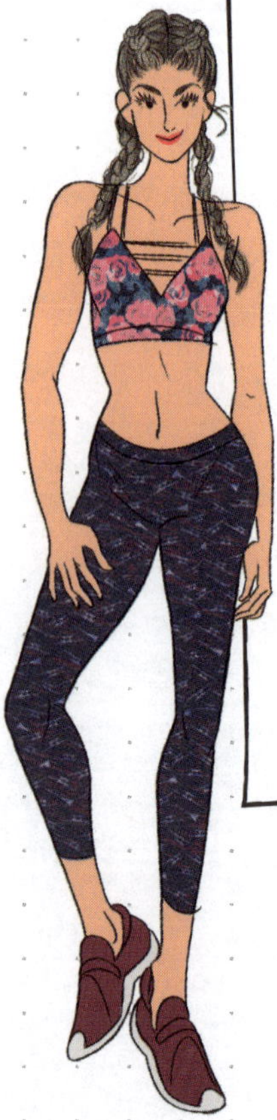

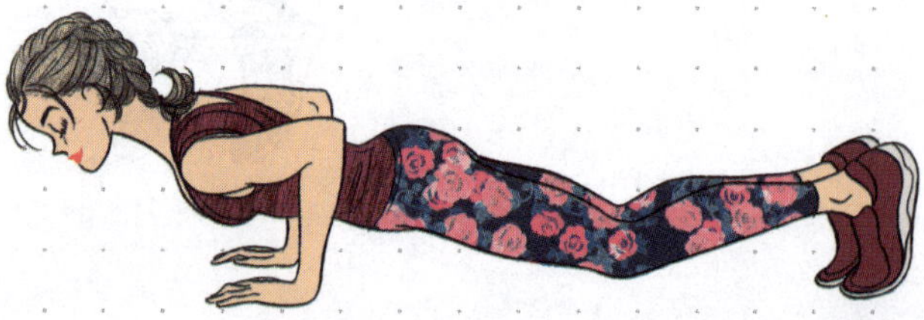

INTRODUCTION

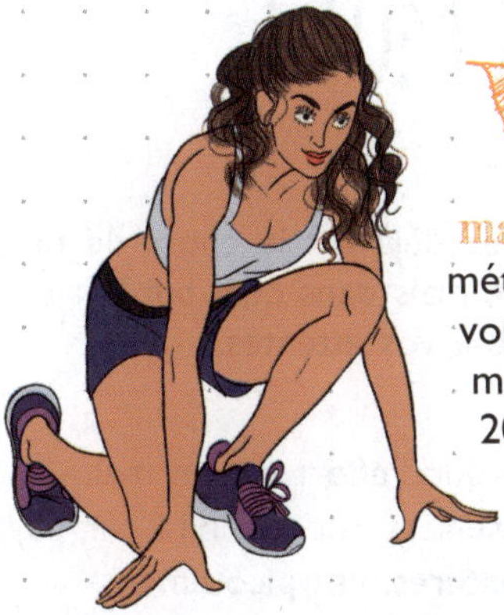

Vous aimez les challenges? Vous êtes du genre warrior et vous fuyez la routine? Votre truc : tout donner en un minimum de temps pour un max de bénéfices? Bonne nouvelle : avec le HIIT, cette méthode d'entraînement intensive dont tout le monde parle, vous allez vous muscler, brûler des graisses, booster votre métabolisme de base et vous défouler. Tout cela en seulement 20 minutes. Qui dit mieux?

Grâce à un coaching ciblé, on vous révèle tout ce que vous devez savoir sur le HIIT, et la façon de l'utiliser au mieux pour transformer votre silhouette.

Nous avons imaginé pour vous un training intensif qui va vous permettre de travailler l'ensemble du corps – aussi bien sur le plan cardio que sur celui du renforcement musculaire – et qui vous fera progresser au fil des semaines.

Au programme : les bases du HIIT pour bien démarrer et apprendre à ne pas se blesser, des séances pensées pour évoluer sans jamais s'ennuyer, des séries qui stimulent l'explosivité et le dépassement de soi. Bref, du fun, de la transpiration et des résultats!

Vous aimez varier les plaisirs, changer d'exercices selon votre humeur? Parfait! Des séances avec options ou avec accessoires, à pratiquer en salle ou même outdoor, ont été intégrées aux trainings. Vous aurez ainsi toutes les clés pour réussir votre workout quels que soient le lieu et votre mood.

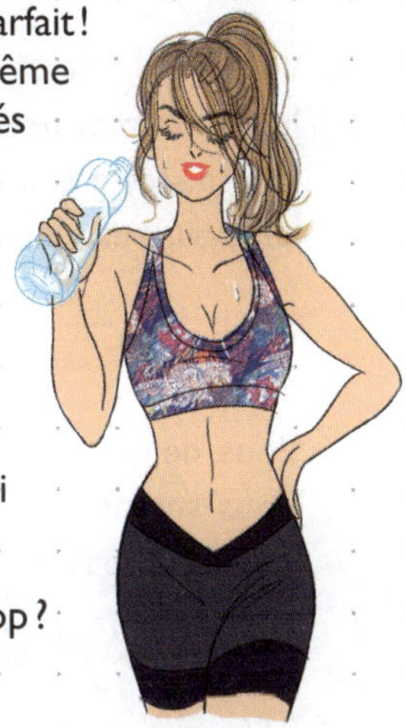

Et parce que le sport n'est rien sans une bonne hygiène de vie, vous découvrirez au fil de ce cahier des astuces et des conseils pour équilibrer votre assiette, prendre soin de votre corps, bien récupérer pour vous sentir bien dans vos baskets et mieux performer. Car le but du HIIT est bien là : toujours se surpasser, repousser ses limites, progresser, tout donner sans jamais abandonner. Un mantra sportif qui se répercutera dans votre vie!

Prête à vous prouver qu'un mental fort rime avec un corps au top? C'est parti pour 6 semaines de sueur et de bonheur!

TEST :

EST-CE QUE LE HIIT EST FAIT POUR MOI ?

Good news ! Avec ce *Cahier HIIT* entre les mains, vous avez déjà fait le choix de ne pas ménager vos efforts. Vous êtes prête à vous surpasser. Oui, mais dans quel but? Faites ce petit test pour savoir comment le training HIIT va répondre à vos attentes.

1. Vous avez la possibilité de changer d'un coup de baguette magique quelque chose dans votre physique. Vous aimeriez bien…

△ Tonifier et muscler davantage votre silhouette.
□ En finir avec votre culotte de cheval.
○ Avoir un ventre plus plat, des fesses plus rebondies et des cuisses plus fermes. Bref, vous affiner !

2. Vous et le sport, c'est plutôt…

□ Je t'aime moi non plus.
△ Une histoire d'amour qui dure.
○ Un peu, beaucoup, mais pas à la folie.

3. Pour vous, le sport est un moyen de…

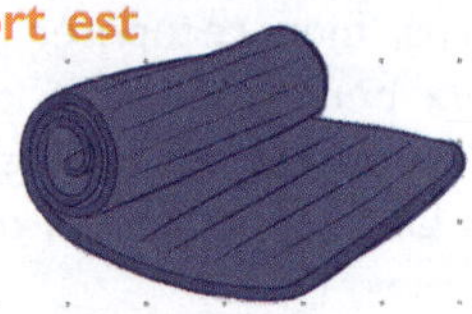

□ Vous défouler.
△ Vous surpasser.
○ Perdre du poids.

4. Après une séance intensive, vous aimez…

□ Cette sensation d'euphorie que vous procure l'exercice.
○ Vous dire que l'effort est un mal pour un bien, et que ça finira par payer.
△ Les courbatures, ces picotements qui vous rappellent que vous avez bien travaillé !

5. Ce qui peut vous empêcher de faire votre séance ?

△ Une tendinite, une blessure.
□ Une sortie entre copines bookée depuis longtemps dans votre agenda.
○ Une bonne série à la télé, le mauvais temps, une petite fatigue…

6. Vous vous considérez comme une sportive…

△ D'assez bon niveau, qui peut encore progresser.
□ Du dimanche.
○ Vous ne vous considérez pas encore comme sportive.

7. Vous pouvez révéler votre poids sans complexe à…

△ Tout le monde.
□ Votre BBF uniquement.
○ Personne !

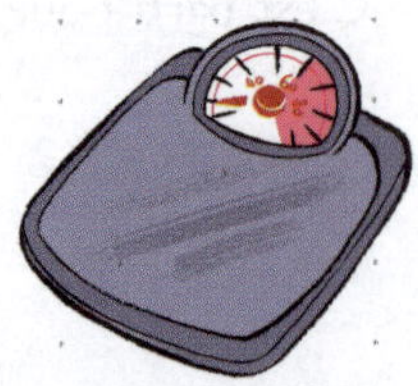

8. Vous souhaitez améliorer votre endurance ?

○ Pourquoi pas.
□ Oui, vous en avez grandement besoin.
△ On peut toujours faire mieux, non ?

FAITES LES COMPTES !

○	□	△

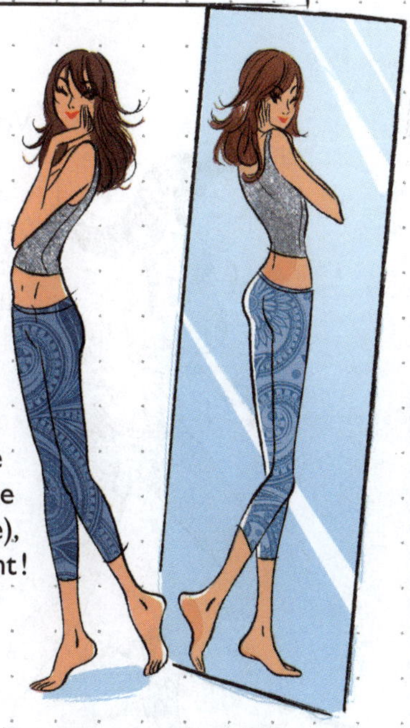

Vous avez une majorité de ○ : *Le HIIT va vous aider à perdre du poids rapidement !*

Vous aimeriez perdre quelques kilos, redessiner votre silhouette, et pour cela, vous êtes prête à faire des efforts. D'ailleurs, vous êtes bien inscrite à une salle de sport, mais vous avez tendance à zapper régulièrement vos séances. Il faut le reconnaître, si vous n'êtes pas allergique à l'activité physique, ce n'est pas non plus votre plus grande passion. Vous êtes plutôt une sportive dilettante et ne voulez pas passer trop de temps à transpirer. Avec son format court et intense, le HIIT répond à vos exigences d'efficacité et de rapidité. En étant assidue (3 fois par semaine), vous atteindrez vos objectifs assez rapidement !

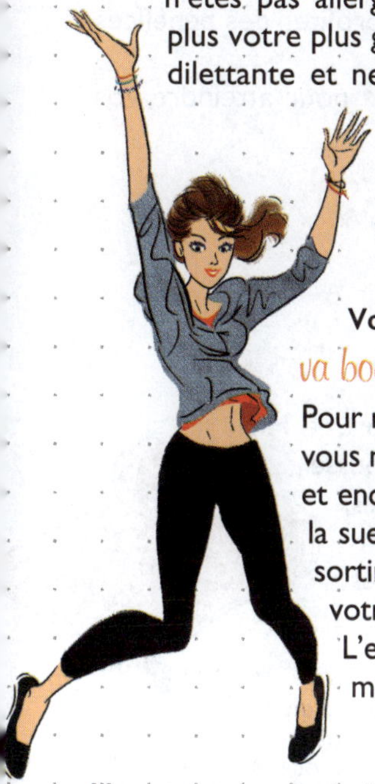

Vous avez une majorité de □ : *Le HIIT va booster votre forme !*

Pour retrouver ou garder la forme, vous vous êtes (re)mise au sport. Problème : vous n'avez pas encore trouvé le cours qui vous donne envie de revenir encore et encore. Ce qu'il vous faut ? Une activité qui vous rende accro à l'effort et à la sueur ! Le HIIT va vous offrir de nouvelles perspectives. Il va vous obliger à sortir de votre zone de confort, vous permettre de progresser, d'améliorer votre fréquence cardiaque, votre endurance et, bien sûr, de vous affiner. L'explosivité des séances va booster la sécrétion d'endorphine, cette hormone qui va définitivement vous rendre addict au HIIT !

Vous avez une majorité de △ : *Le HIIT va vous permettre de relever un nouveau challenge !*

Inutile de vous poser la question : le HIIT est fait pour vous. Vous êtes une accro au sport. De nature hyperactive, vous êtes toujours partante pour bouger, que ce soit en solo ou en groupe. Vous ne manquez pas une occasion de vous mesurer aux autres ou à vous-même. Mais, en ce moment, vous êtes en manque de nouveaux challenges, vous vous ennuyez un peu dans vos entraînements, vous avez l'impression de ne plus progresser. Le HIIT est l'activité que vous attendiez : nouvelles expériences et nouvelles sensations au rendez-vous ! Avec ce training, vous allez passer à un niveau supérieur !

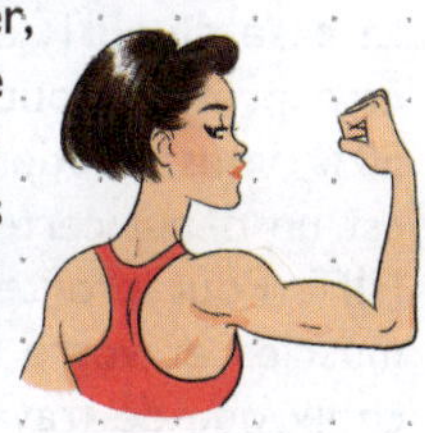

Chapitre 1

Le HIIT, quèsaco ?

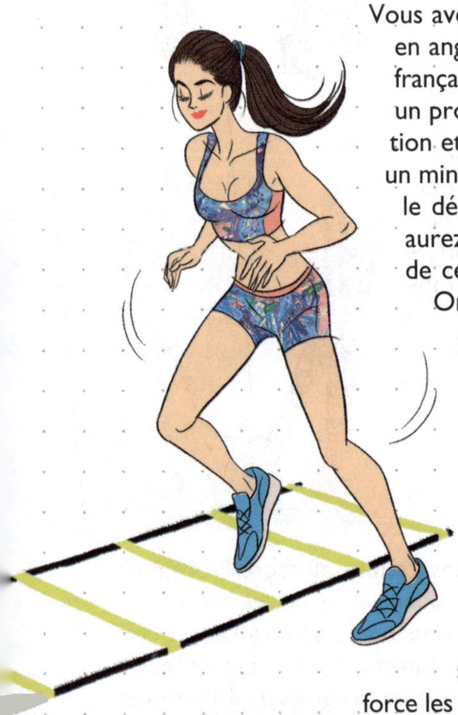

Vous avez très certainement déjà entendu parler du HIIT, qui signifie en anglais « High Intensity Interval Training » et peut se traduire en français par « entraînement fractionné à haute intensité ». C'est donc un programme d'entraînement intense, alternant phases d'accélération et phases de récupération, qui brûle un maximum d'énergie en un minimum de temps. Mais c'est aussi bien plus que cela : vous allez le découvrir au fil de ce premier chapitre et nul doute que vous aurez envie de vous lancer rapidement pour profiter des bénéfices de cette méthode à succès.

On vous donne maintenant toutes les clés pour atteindre vos objectifs !

HIIT Power !

9 trucs à savoir sur le HIIT

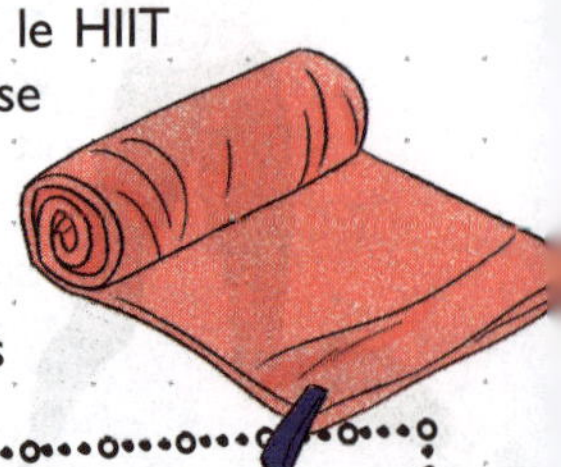

Sur un temps d'effort donné très court, le HIIT est un travail cardio explosif qui repousse vos limites, booste la perte des graisses, augmente la prise de masse musculaire, renforce les muscles profonds et améliore vos capacités d'aérobie et d'anaérobie (seuils d'intensité pendant l'effort durant lesquels différents circuits de combustion de l'énergie sont empruntés). Amazing?

1. Le HIIT est un travail à haute intensité

Le HIIT s'adresse à toutes celles qui aiment les challenges et qui n'ont pas peur d'en découdre. La base du HIIT, c'est la haute intensité. Vous devez être prête à tout donner. Si vous ne donnez que 50 %, vous n'obtiendrez que 50 % de résultats, ce qui est un début certes, mais pas l'objectif recherché du HIIT. Pour profiter au maximum des effets sur vos muscles et votre masse grasse, vous n'avez d'autre choix que de travailler à fond.

Aérobie, anaérobie, en bref…

- **En zone aérobie,** l'effort est d'intensité modérée. Par exemple, si durant votre séance, vous pouvez parler, vous êtes en aérobie et donc pas à une intensité HIIT !
- **Un effort anaérobie** est un effort court et intense pendant lequel les muscles travaillent sans apport d'oxygène. Pour carburer, ils puisent alors dans l'ATP (ou adénosine triphosphate), une molécule énergétique des cellules, ainsi que dans le glycogène, la réserve de glucose. Si, pendant vos séances de HIIT, vous êtes essoufflée, incapable de parler, vous êtes en anaérobie. Vous avez atteint le but recherché !

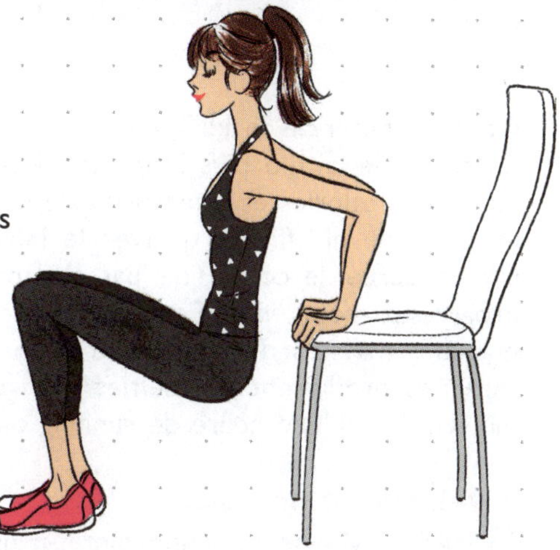

2. Le HIIT alterne phases d'effort intense et phases de repos

Sur un laps de temps très court, vous enchaînez des phases à haute intensité (où le cardio est poussé à son maximum avec des exercices à répéter le plus de fois possible, le plus vite possible) et des phases de repos ou de récupération active à plus faible intensité. Cette succession de rythmes différents est excellente pour puiser dans les réserves énergétiques car elle empêche le corps de s'adapter à l'effort : il n'a donc pas le temps de s'économiser.

3. Le HIIT puise dans différentes réserves énergétiques

Lors d'un entraînement de HIIT, vous êtes en mode anaérobie : l'oxygène n'arrive plus aux muscles. Pour fonctionner et donner le coup de boost nécessaire, l'organisme consomme alors en priorité de l'ATP comme source d'énergie. L'ATP (ou adénosine triphosphate) est une molécule située dans chaque cellule musculaire, elle fournit de l'énergie au muscle en cas d'effort intense. Ses quantités dans les cellules sont limitées et permettent un effort d'environ 2 à 3 secondes. Heureusement, la nature est bien faite, les muscles contiennent également de la créatine phosphate et du glycogène comme carburant. Grâce à ces différentes réserves, le corps peut soutenir un effort maximal jusqu'à 1 minute 30, très intéressant dans le cadre d'un entraînement HIIT. À noter, c'est parce qu'en anaérobie, les muscles fonctionnent sans oxygène que vous êtes à bout de souffle pendant vos workouts.

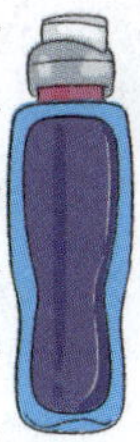

4. Une efficacité scientifiquement prouvée

Le HIIT s'inspire des recherches du Dr Izumi Tabata (comme la méthode du même nom). Ce scientifique japonais a réalisé dans les années 1990 une étude fondée sur un protocole d'effort intense en 4 minutes (20 secondes d'effort et 10 secondes de récupération, répétées 8 fois). Avec son équipe, il a prouvé que ce type d'entraînement réalisé 5 fois par semaine pendant 6 semaines, permettait aux athlètes d'améliorer leur métabolisme et leur capacité anaérobique de façon plus importante qu'avec un training plus long et d'une intensité plus faible. Cette étude est à l'origine des différents programmes de HIIT.

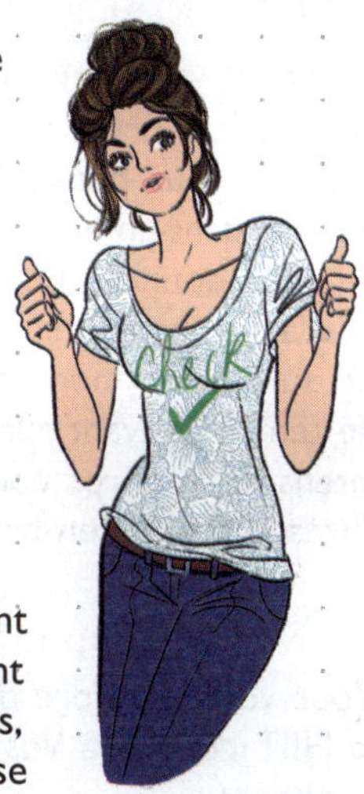

5. Le HIIT booste la production de tissu musculaire

Lors d'un effort intense, l'organisme sécrète différentes hormones, dont l'hormone de croissance et la testostérone qui jouent un rôle important dans la construction du muscle. Elles favorisent la fonte des graisses, la reconstitution des muscles abîmés pendant l'effort et stimulent la prise de masse musculaire.

Ce qui différencie le HIIT d'un entraînement classique ? Pendant un cours de cardio plus long mais à plus faible intensité, vous brûlez des calories et construisez du muscle, mais pas de façon aussi rapide ni efficace qu'avec le HIIT. Pourquoi ? À intensité modérée, le corps finit par s'adapter à l'effort, vous progressez moins vite. Certaines études rapportent que quelques minutes d'effort à une intensité maximale des capacités produisent les mêmes changements au niveau moléculaire qu'une heure de running ou de vélo.

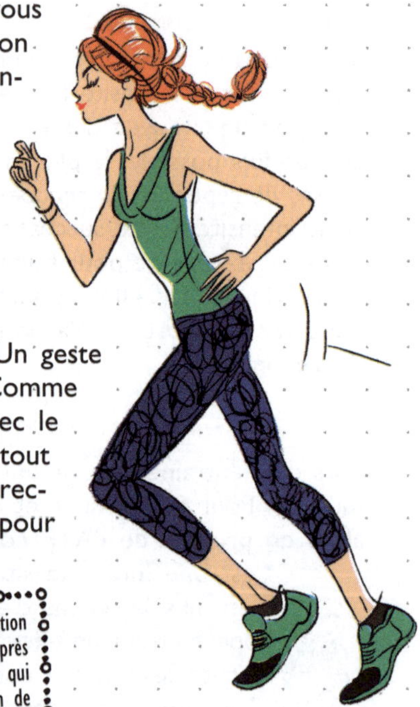

6. Vélocité et précision

En HIIT, la vitesse est importante, mais elle ne suffit pas. Un geste effectué avec précision est tout aussi important, sinon plus. Comme dans la vie, pensez à privilégier la qualité à la quantité. Avec le temps, la vitesse et le nombre de répétitions augmenteront tout naturellement. Et n'oubliez pas : un mouvement effectué correctement est le secret de résultats probants et sans danger pour le corps.

L'« Excess Post Exercise Oxygen Consumption » ou « excès de consommation d'oxygène après effort » dit « EPOC », est un mécanisme de récupération après une séance à haute intensité. Juste après l'effort (dans un laps de temps qui peut durer jusqu'à 48 heures), l'organisme consomme plus d'oxygène afin de compenser la perte liée à l'effort intense. On parle aussi d'« afterburn effect ».

7. Le HIIT, plus efficace qu'un entraînement classique

Positive mind

On ne va pas se mentir : le HIIT, c'est dur. Vous aurez peut-être envie d'arrêter, peut-être même abandonnerez-vous parfois. Mais ne baissez pas les bras ! Il est tout à fait normal d'avoir des jours sans, des jours « down ». Ce qui compte, c'est de les accepter pour mieux repartir. Et, rappelez-vous : vous pouvez tout surmonter !

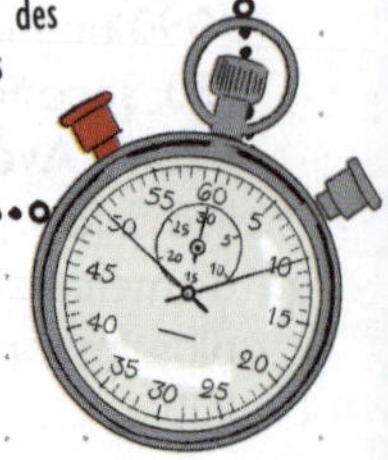

Si vous êtes prête à relever le défi des 20 minutes d'effort, vous pouvez brûler jusqu'à 40 % de plus que pendant un entraînement classique à condition de tout donner ! Et, autre bonne nouvelle : une fois la séance terminée, votre organisme continue de surconsommer des calories pendant un laps de temps pouvant aller jusqu'à 48 heures. Comment ? Pendant l'activité à haute intensité, le corps contracte une dette en oxygène, qu'il va tenter de restituer après la séance en brûlant davantage de calories. C'est l'afterburn effect !

8. Le HIIT répond à toutes les envies

Vous voulez perdre du poids, dépasser vos limites, dessiner vos muscles, vous raffermir… le HIIT comblera vos attentes. Débutante ou confirmée, pas de doute, le HIIT fera votre bonheur !

9. Le HIIT, un maître-mot : le challenge

Le leitmotiv de vos séances ? Le dépassement de soi. Le HIIT est une méthode intense dont vous sortirez lessivée et, si ce n'est pas le cas, c'est que vous ne vous êtes pas assez donnée. Chaque training est exigeant et ne tolère pas vraiment les compromis. C'est le prix à payer pour obtenir rapidement des résultats et sculpter votre silhouette. Et n'oubliez pas, le HIIT est à l'image de la vie : le travail et la motivation paient toujours !

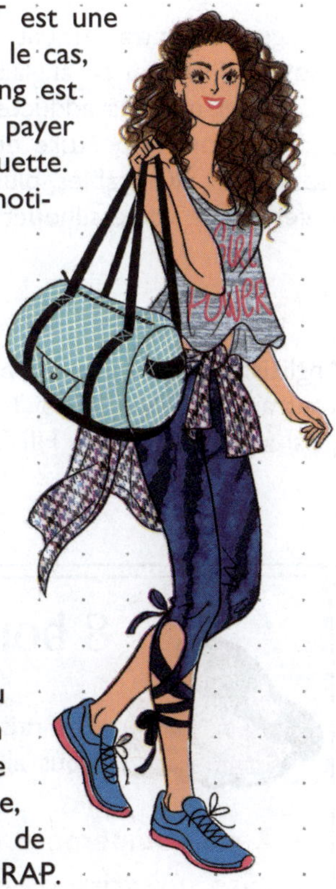

Parlez-vous HIIT ?

Avant de devenir une pro du HIIT, il y a quelques notions à connaître, des expressions qui vous aideront à mieux appréhender vos séances et votre corps.

AMRAP

« *As Many Round As Possible* », un protocole d'entraînement venu du CrossFit® fondé sur le temps et la vitesse. Vous devez répéter en un temps donné un maximum de tours (ou rounds). Dans notre programme HIIT, le nombre de tours est prédéfini. En revanche, à l'intérieur de ces rounds, vous devrez réaliser un maximum de répétitions pour chaque exercice. On retrouve le principe de l'AMRAP.

Body weight

Le poids de corps est une méthode d'entraînement qui ne nécessite aucun accessoire, vous travaillez en résistance uniquement avec le poids de votre corps. Les trainings HIIT proposés dans ce cahier sont composés principalement d'exercices en body weight. Quand vous maîtriserez les mouvements de base, vous pourrez intégrer des accessoires pour accentuer l'effort si vous le voulez. Mais même sans haltères ni poids, les muscles travaillent dur !

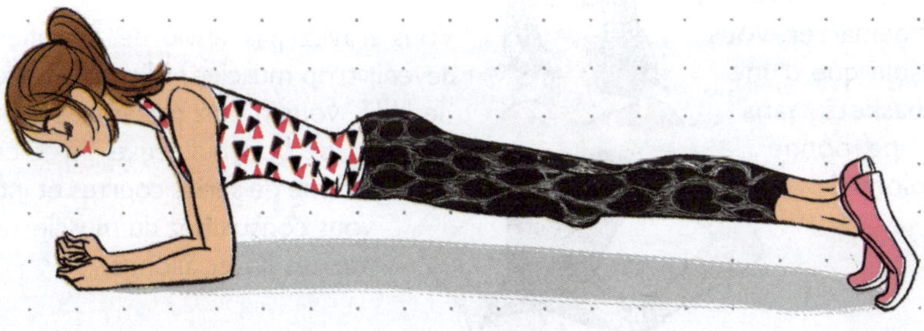

Core training

Il s'agit de l'entraînement de l'ensemble de la chaîne musculaire du centre du corps, ou «noyau» («*core*» en anglais). Le core training sollicite principalement les abdos, lombaires, fessiers et muscles adducteurs sur la partie interne des cuisses. Il augmente la stabilité, la coordination, la posture et équilibre la répartition des forces dans le corps. Colonne et bassin sont plus stables, plus solides. Les exos dans notre programme HIIT qui vont booster le centre de votre silhouette? Les burpees, les mountain climbers, les levées de genoux…

WOD

Anglicisme utilisé surtout pour les séances de CrossFit®. Il signifie «entraînement du jour» («*Workout Of the Day*») et s'applique aussi à une séance de HIIT.

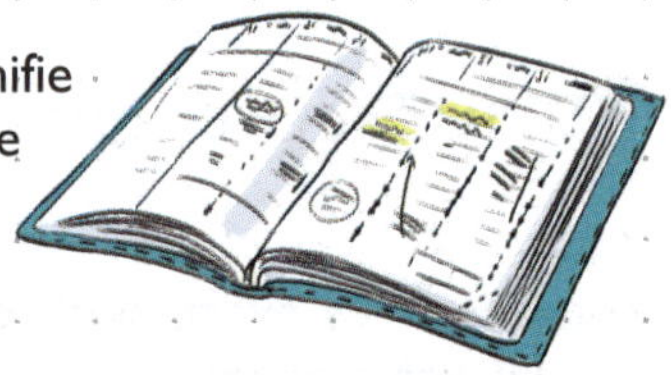

8 bonnes raisons de s'y mettre

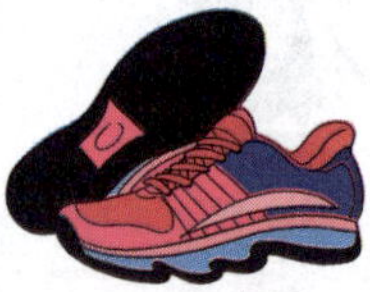

Les raisons ne manquent pas de s'essayer au HIIT. Voici pourquoi vous aller en redemander.

1. Zéro équipement, zéro investissement

Le HIIT se pratique n'importe où – à la maison, en vacances, au bureau – et n'importe quand. Aucun équipement n'est exigé. Tout se fait généralement au poids de corps. Bien sûr, avec le temps, pour intensifier les séances, vous aurez peut-être envie d'intégrer de petits accessoires à vos séries d'exercices. Mais, pour démarrer, vous n'aurez besoin que d'une paire de baskets, sans oublier… une bonne dose de volonté!

2. Vous gagnez sur tous les plans

Avec le HIIT, c'est l'ensemble du corps qui travaille et sur tous les plans : cardio et renforcement. Vous vous allégez du superflu (envolées, vos petites rondeurs!) tout en préservant l'essentiel (renforcés, vos muscles!). Résultat : votre silhouette s'affine, se galbe.

3. Du galbe sans risquer la gonflette

Vous n'avez pas envie de «gonfler», de devenir trop musclée? N'ayez crainte, avec le HIIT, vous n'allez pas vous sculpter un corps de bodybuildeuse. Avec ce programme de séries courtes et intenses, vous construisez du muscle, mais un muscle fin et allongé.

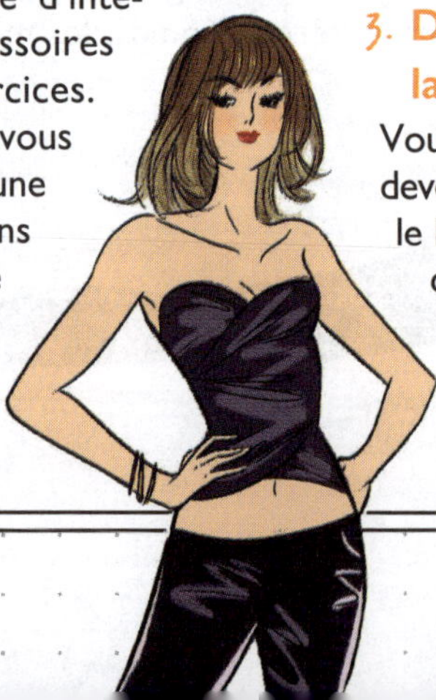

4. Un entraînement express

Le HIIT, c'est très court : 30 minutes d'effort (échauffement et étirements compris) et pas une de plus, 3 fois par semaine. Des workouts courts et intenses, ultra faciles à caser dans n'importe quel emploi du temps, même dans celui des plus surbookées. 90 minutes d'exercices, soit à peine la durée de deux épisodes de *Game of Thrones* !

Afin de vous dégager du temps pour votre séance, décalez d'une demi-heure votre dîner avec une copine, acceptez de vous lever 30 minutes plus tôt… La gestion du temps est surtout une question d'organisation.

5. Un sport calories killer

Grâce au HIIT, vous brûlez un maximum de calories pendant la séance, et surtout après. Comment ? Grâce à l'afterburn effect (voir p. 8).
Les sports à haute intensité sont gourmands en oxygène. Une fois le workout terminé, l'organisme doit puiser dans ses réserves lipidiques pour compenser cette « dette » en oxygène. Ce phénomène peut durer jusqu'à 48 heures après une séance intense. What else ?

Positive mind
Sous ses airs de gros dur, le HIIT ne doit pas vous empêcher de prendre soin de votre corps. Les séances sont certes intenses, mais intensité ne veut pas dire acharnement. Travaillez en conscience, soyez à l'écoute de votre corps. Et souvenez-vous : vous faites du sport parce que vous aimez votre corps et que vous voulez prendre soin de lui.

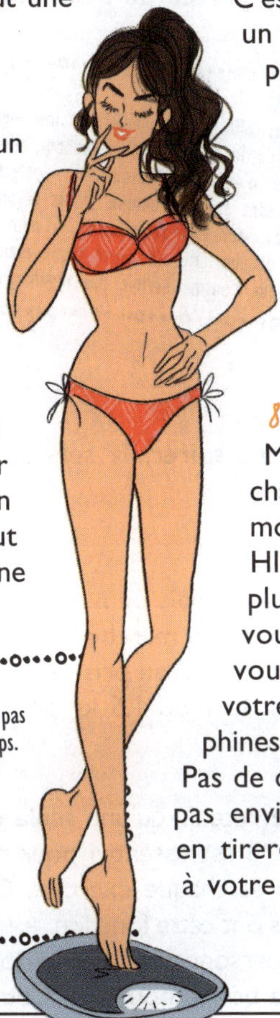

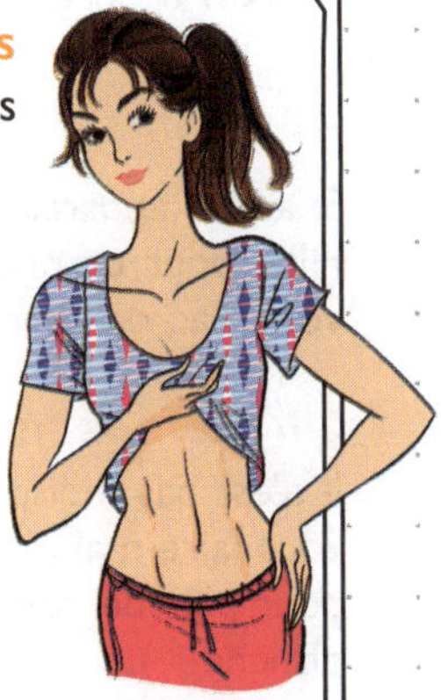

6. Des résultats rapides

Dès 3 ou 4 semaines, vous verrez les premiers résultats : ventre plus plat, bras plus toniques, cuisses et booty plus fermes… à condition bien sûr d'être régulière, de tout donner à chaque séance et d'adopter une alimentation plus saine.

7. Une montée en puissance progressive

C'est vrai que pour se lancer dans un entraînement HIIT, il ne faut pas être novice en sport car l'intensité demandée est forte. Mais nul besoin pour autant d'être une sportive de haut niveau. Nos séances ont été pensées pour monter en puissance progressivement, que vous soyez plutôt dilettante ou très assidue.

8. Un shoot d'endorphines

Mauvaise journée, moral dans les chaussettes, vous n'avez aucune motivation pour votre séance de HIIT ? C'est justement aujourd'hui plus que jamais que vous devez vous entraîner ! Grâce au HIIT, vous allez vous défouler, vider votre tête et faire le plein d'endorphines qui vont booster votre humeur. Pas de doute, c'est quand vous n'aurez pas envie de faire du sport que vous en tirerez le plus de bénéfices. Alors, à votre chrono !

Avant de commencer…

Je m'équipe

Si aucun appareil de musculation n'est nécessaire pour se mettre au HIIT, pour un maximum de confort et de sécurité, voici le b.a-ba de votre sac de sport maison.

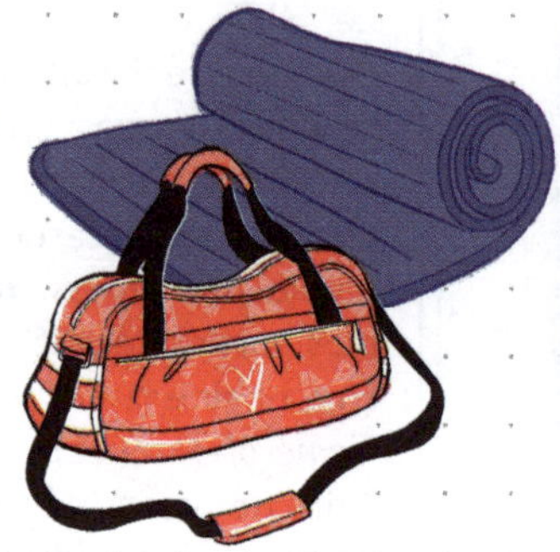

Un tapis de yoga

Il n'est pas indispensable mais très utile, notamment pour ne pas vous faire mal aux genoux sur certains exos (pompes genoux) ou pour plus de confort pour les exos au sol (crunchs, superwoman, planche…).

Une bouteille d'eau

Ayez toujours une bouteille d'eau à portée de main pour boire tout au long des séances, par petites gorgées.

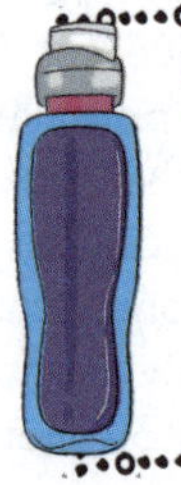

Le tip écolo

Optez pour une gourde sans BPA (ou bisphénol A, une molécule chimique qui entre dans la composition de nombreux plastiques alimentaires et qui affecte les capacités reproductives). Et souvenez-vous, les bouteilles d'eau en plastique PET (polyéthylène téréphtalate, repéré par le symbole 1 sous leur fond) sont à usage unique. Il est déconseillé de les réutiliser plusieurs fois car elles ne sont pas faites pour être remplies et, à nouveau, ce geste que l'on pense écolo favoriserait la prolifération des bactéries (à cause d'une mauvaise hygiène de ces bouteilles que l'on transporte partout et que l'on ne nettoie pas régulièrement).

Une serviette

Vous vous en doutez, vous allez transpirer, la serviette est donc indispensable.

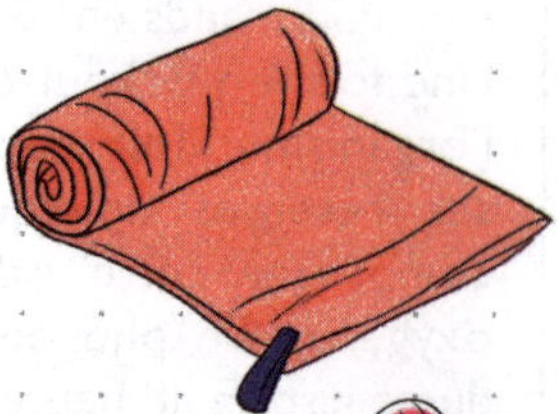

Des haltères

Elles ne sont pas forcément nécessaires mais peuvent vous aider à intensifier un effort. Vous en trouverez des bon marché chez Decathlon. Sinon, des bouteilles d'eau feront l'affaire (mais niveau prise en mains, elles sont moins pratiques). Optez pour des haltères de 1 ou 1,5 kg pour démarrer.

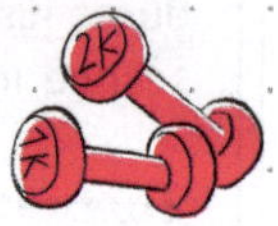

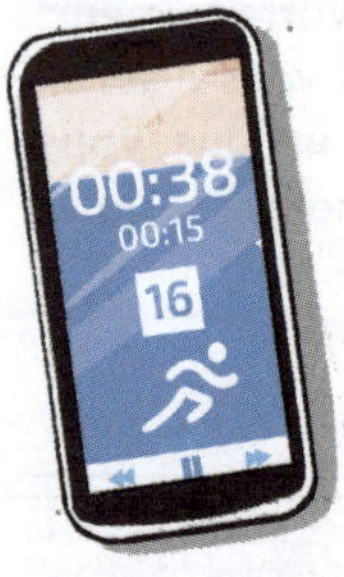

Un minuteur

Si vous ne deviez retenir qu'une seule chose dans votre équipement, c'est bien le minuteur. Il est essentiel pour ne pas avoir à reprogrammer votre chronomètre après chaque exercice. Certaines applis, montres et cardiofréquencemètres ont cette fonction. Avec l'appli Gymboss Interval Timer, par exemple, vous personnalisez vos périodes d'effort, de repos et le nombre de rounds. Et la bonne nouvelle ? Cette appli est totalement gratuite !

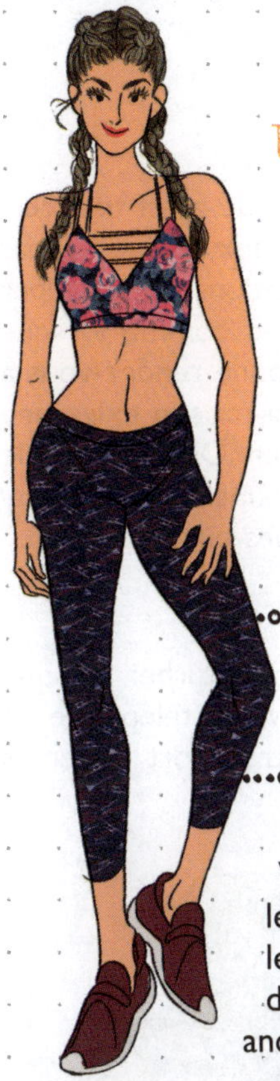

Une tenue stylée et technique

Ne négligez pas votre tenue. Ce n'est pas parce que vous vous entraînez à la maison qu'elle ne compte pas. Au contraire, le look est super important pour la motivation et l'estime de soi (sans oublier les selfies pour vos réseaux !). Choisissez donc une vraie tenue, comme si vous alliez à la salle. Avant tout, optez pour des matières respirantes, car vous allez suer !

Les nouvelles matières type Dri-Fit (chez Nike), Ceramicool (chez Odlo) favorisent l'évacuation de la transpiration et maintiennent le corps à bonne température. Pour le bas, short ou legging, à vous de voir. Vous devez être à l'aise et ne pas être gênée dans vos mouvements. Pas de bas qui ceinture la taille, par exemple. Les leggings sans couture sont une excellente option.

Pas de matières trop loose
Pour le HIIT, évitez les matières trop amples. Elles pourraient glisser et vous gêner pendant les exercices.

Bien dans mes baskets…

Vos baskets doivent être confortables, elles doivent pouvoir absorber les impacts et avoir des semelles antidérapantes, pour ne pas glisser sur le parquet. Oubliez l'entraînement en chaussettes, c'est le meilleur moyen de chuter ou de mal effectuer les mouvements à cause d'un mauvais ancrage au sol.

… et dans ma brassière

Pour vos séances de HIIT, choisissez une brassière ou un soutien-gorge de sport pour forts impacts. Au cours des séances, vous allez sauter, courir sur place, effectuer des montées de genoux, tout cela met à mal la poitrine. Elle est fragile et doit être parfaitement maintenue avec un modèle adapté. Comment faire le bon choix ? La brassière doit tout d'abord être confortable, dans une matière respirante pour pouvoir absorber et évacuer la transpiration. Si vous avez une forte poitrine, les versions avec des bretelles en X ou Y sont tout indiqués. Last but not least : optez pour un modèle et des couleurs qui vous plaisent. Le style fait aussi partie des critères de choix !

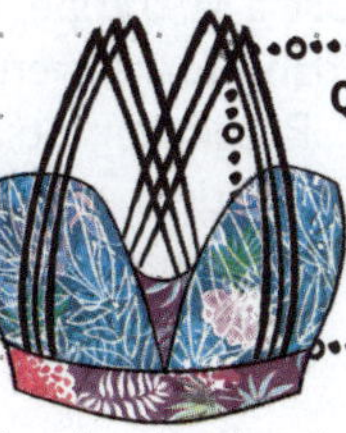

Quelle durée de vie pour ma brassière ?
Pensez à changer régulièrement votre brassière de sport car, au fil des séances, la fibre se relâche. Selon votre rythme de croisière, changez votre soutien-gorge de sport environ tous les 6 mois.

Ma playlist workout

Rien de tel pour se motiver que des rythmes entraînants. À écouter sans modération :
Locked Out of Heaven, Bruno Mars
Watch Out for This, Major Lazer
Bang Bang, Jessie J, Ariana Grande, Nicki Minaj
Run the World, Beyoncé
Shape of You, Ed Sheeran

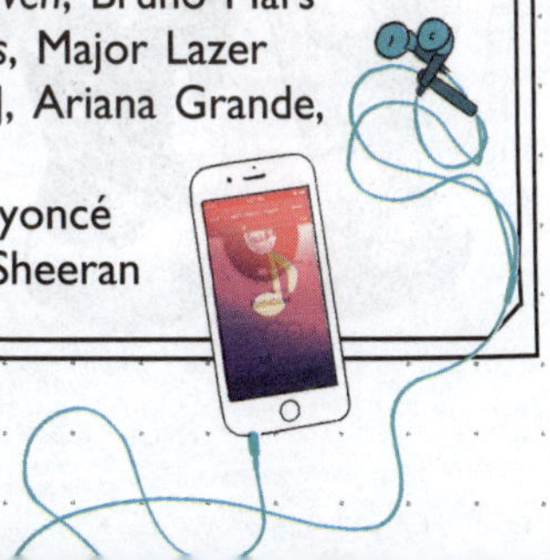

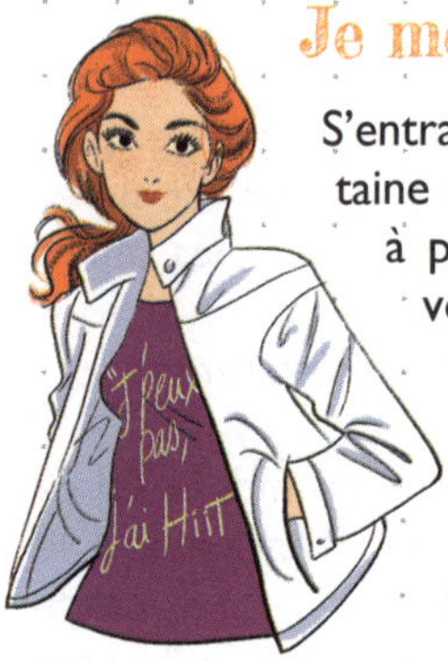

Je me motive

S'entraîner à la maison offre une vraie liberté mais demande aussi une certaine discipline. Les distractions sont nombreuses : appel aux copines, repas à préparer, machine à faire tourner… autant de tentations pour zapper votre séance. Et aucune obligation ne vous contraint, comme lorsque l'on paye un abonnement en salle ou que l'on a donné rendez-vous à une copine pour un petit run. Faire du sport à la maison exige une sacrée dose de motivation pour ne pas décrocher. Or pour que le HIIT soit efficace, vous devez vous engager 6 semaines et vous y tenir ! Pour vous aider à garder le cap, voici quelques pistes.

Déconnectez

Les séances sont courtes, 30 minutes max., pas question de vous laisser perturber par une notification Instagram, un mail du boulot ou un appel inopiné ! Mettez votre téléphone en mode avion ou laissez-le dans une autre pièce. Consacrez-vous à votre effort le temps imparti. Cet investissement va payer !

Organisez-vous

Si vous avez planifié vos séances le soir, sachez que c'est le moment où vous rencontrerez le plus de tentations : après le travail, il y a les « after » avec les ami(e)s ou les collègues, le dîner à préparer, les courses à faire… Bref, mille et une choses du quotidien qui peuvent très facilement faire passer votre séance de sport à la trappe. Pour éviter cet écueil, inscrivez vos séances dans votre agenda ou votre smartphone et n'y dérogez pas. Préparez votre dîner la veille de votre séance, mettez votre moitié à contribution pour les courses, le repas… 3 soirs par semaine, vous avez besoin de 30 minutes rien que pour vous, faites-le savoir à votre entourage.

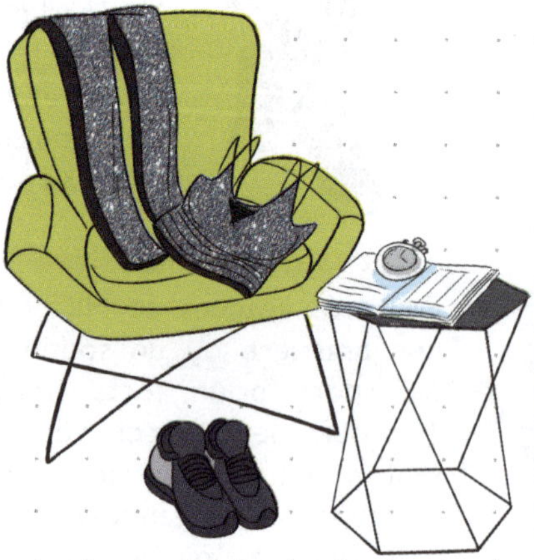

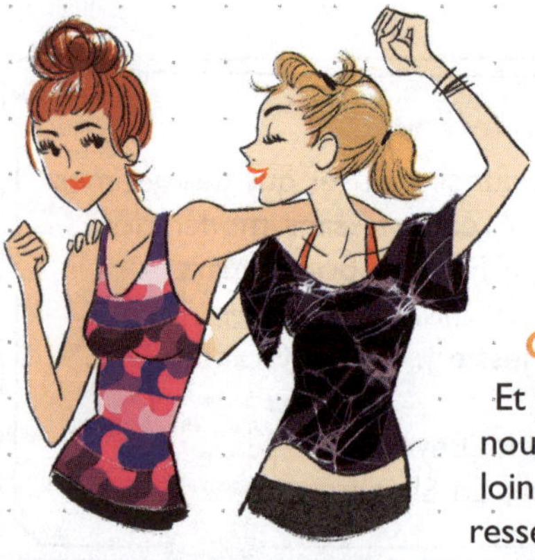

Préparez votre tenue

Pour être sûre de ne pas oublier votre séance, préparez dans un coin de votre chambre ou de votre salon votre tenue de sport. L'idéal est d'en avoir au moins deux de rechange pour pouvoir faire un roulement.

Challengez-vous entre copines

Et pourquoi ne pas embarquer avec vous une copine dans ce nouveau challenge ? C'est bien connu, à plusieurs on va plus loin. Vous pourrez ainsi partager vos succès, discuter de vos ressentis, vous motiver mutuellement quand l'une flanche…

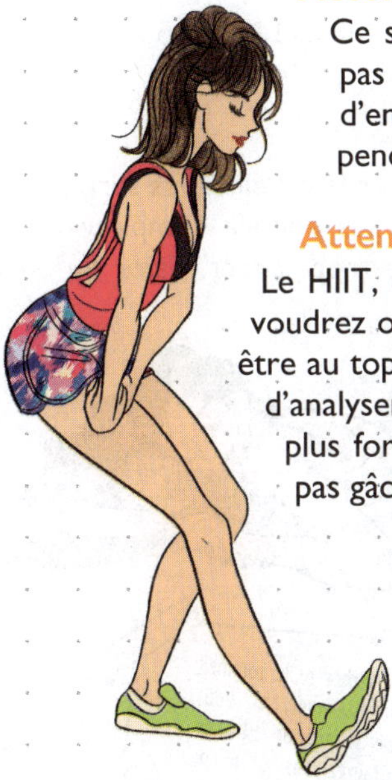

Accordez-vous un joker mais pas plus

Ce soir, vous ne pouvez vraiment pas faire votre séance? OK, ce n'est pas une catastrophe. Mais ne sautez pas la suivante, car vous risquez d'entrer dans un cercle vicieux. Et si vous pouvez rattraper cette séance pendant le week-end, do it!

Attendez-vous à des difficultés

Le HIIT, c'est dur, il y aura donc forcément des ratés, des séances que vous voudrez oublier. Le savoir dès le départ rend la chose plus acceptable. Ne pas être au top lors d'une séance n'est pas un problème en soi, ce qui compte, c'est d'analyser cette baisse de régime pour en faire une force et remonter en selle plus forte. Quel que soit le dérapage, ne vous découragez pas, ne le laissez pas gâcher votre progression. Vous êtes le moteur de votre propre réussite!

Respectez votre niveau

Surtout, ne grillez pas toutes vos cartouches d'énergie et de motivation dès le début! Vous risqueriez de vous dégoûter de l'effort. C'est pourquoi vous devez bien définir votre niveau dès le départ et le respecter. Les jours où vous êtes en forme, vous pouvez essayer une variante, mais veillez surtout à progresser graduellement.

Mon planning hebdo

N'oubliez pas : pour obtenir des résultats rapidement, vous devrez être régulière et rigoureuse. Vous devez **réaliser 3 séances de 30 minutes chaque semaine, 1 jour sur 2**. Cochez dans le planning ci-dessous les jours que vous voulez consacrer à votre entraînement HIIT et faites-en un rituel. Vous pouvez également noter l'heure de votre séance comme un rendez-vous perso avec vous-même, vous pouvez même écrire une petite note expliquant pourquoi ce créneau est le bon créneau. Rapidement, ces séances feront partie intégrante de votre routine et vous ne pourrez plus vous en passer.

MES SÉANCES HIIT	HORAIRE	NOTES
Lundi		
Mardi		
Mercredi		
Jeudi		
Vendredi		
Samedi		
Dimanche		

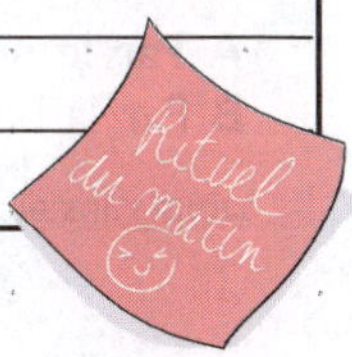

Ma séance de HIIT, plutôt le soir ou le matin?

Le meilleur moment pour faire du sport est celui qui vous convient le mieux! Matin ou soir, chaque moment présente ses avantages et ses inconvénients.

Le matin

L'organisme sécrète du cortisol, l'hormone qui apporte de l'énergie pour le réveil. Vous serez plus en forme et peut-être plus motivée, mais votre corps ne sera pas encore complètement réveillé. Après plusieurs heures de jeûne, il est déconseillé de trop forcer. Faire du sport au saut du lit le ventre vide ne vous permettra sans doute pas de donner le meilleur de vous-même. Et gare aux étourdissements! Toutefois, à en croire les sportifs du matin, leurs séances matinales les boostent et leur donnent de l'énergie pour le reste de la journée. Par ailleurs, une étude de 2011 de l'Appalachian State University révélait que les sportifs du matin avaient un sommeil de meilleure qualité que les sportifs du soir.

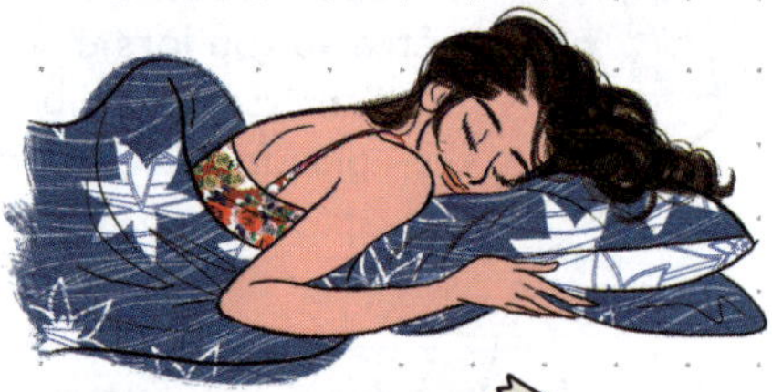

Pour ne perturber ni le sommeil ni l'endormissement, si vous faites votre séance de HIIT en soirée, entraînez-vous au moins 2 heures avant le coucher.

La fin de journée

Ce serait pourtant le moment idéal pour faire un sport intense comme le HIIT car les articulations et les muscles sont déjà chauds (attention, cela n'empêche pas de bien s'échauffer avant la séance!) et l'organisme est plein d'énergie grâce au déjeuner et à l'éventuelle collation. Et puis, le soir, le sport vous permet de vous défouler, de vous débarrasser des tensions accumulées pendant la journée, sans compter que vous pourrez vous donner à fond puisque la journée est terminée!

Pour trouver le moment le plus propice à l'effort pour vous, faites des essais. À vous de définir le créneau qui respecte le mieux votre horloge biologique. Soyez à l'écoute de votre corps!

Je prends de bonnes habitudes

Pour réussir votre training HIIT, vous devrez vous donner à fond et de façon constante et régulière. Mais pour un entraînement optimal, d'autres facteurs sont à prendre en compte : la respiration et l'échauffement. Ils font partie intégrante de votre session et ne doivent pas être négligés au risque de plomber vos efforts et les résultats.

Savez-vous respirer?

1. Pendant l'effort, comment inspirez-vous?
   - A Par le nez ☐
   - B Par la bouche ☐

2. Et comment expirez-vous?
   - A Par le nez ☐
   - B Par la bouche ☐

Bonnes réponses : 1) A ; 2) B

N'oubliez pas, pour faciliter votre entraînement, d'inspirer par le nez et d'expirer par la bouche sur l'effort.

L'importance de la respiration

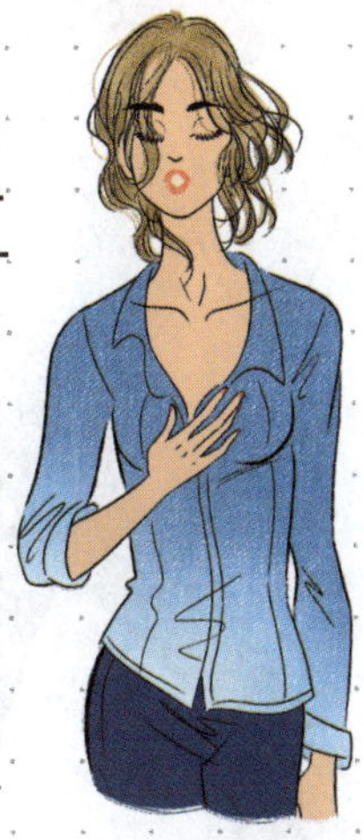

Vous pensez que respirer, c'est comme marcher, vous savez faire ? Pourtant, respirer correctement ne va pas toujours de soi. De nombreux sportifs ne respirent pas comme il faut. Or, pour bien fonctionner, les muscles ont besoin d'oxygène. Si vous ne respirez pas suffisamment, vous asphyxiez vos muscles, qui vont en réaction fabriquer de l'acide lactique (un déchet à l'origine des douleurs musculaires). Une mauvaise respiration est un frein à vos performances.

En pratique

Veillez à avoir une respiration fluide et à expirer sur l'effort et ne travaillez jamais en apnée. Enfin, profitez des phases de récupération et adoptez une respiration profonde. Elle doit permettre de combler au maximum la dette d'oxygène contractée pendant l'effort.

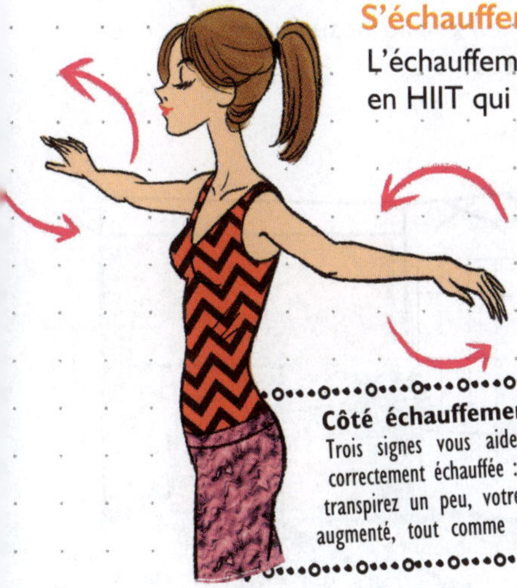

S'échauffer pour ne pas se blesser

L'échauffement est incontournable et ne doit pas être négligé, surtout en HIIT qui demande un effort intense au corps. L'échauffement prépare le corps à l'activité physique en faisant monter progressivement la température corporelle, le rythme cardiaque et la ventilation pulmonaire. Il réduit les risques de blessures, améliore l'efficacité musculaire, vous rend plus performante pendant votre workout.

Le bon tempo ? **En HIIT, 5 minutes d'échauffement sont préconisées.** Nous vous avons préparé dans ce cahier des séances complètes avec échauffement, cœur d'entraînement et étirements. Ne zappez aucune des parties.

Côté échauffement…

Trois signes vous aident à savoir si vous vous êtes correctement échauffée : après un bon échauffement, vous transpirez un peu, votre rythme cardiaque a légèrement augmenté, tout comme votre respiration.

Je pratique où ?

Le HIIT offre une grande liberté. Parce qu'il ne demande pas d'équipement particulier, vous pouvez vous adonner aux joies du fractionné à haute intensité où vous voulez, quand vous voulez. Cela vous permettra de varier les plaisirs.

À la maison…

En vacances et même au bureau ! Il vous faut juste votre *Cahier HIIT*, des baskets et un minuteur. Quel que soit le lieu choisi, privilégiez les endroits avec suffisamment d'espace pour pouvoir vous déplacer et sauter sans gêne et évitez les surfaces glissantes (type carrelage, parquet ciré).

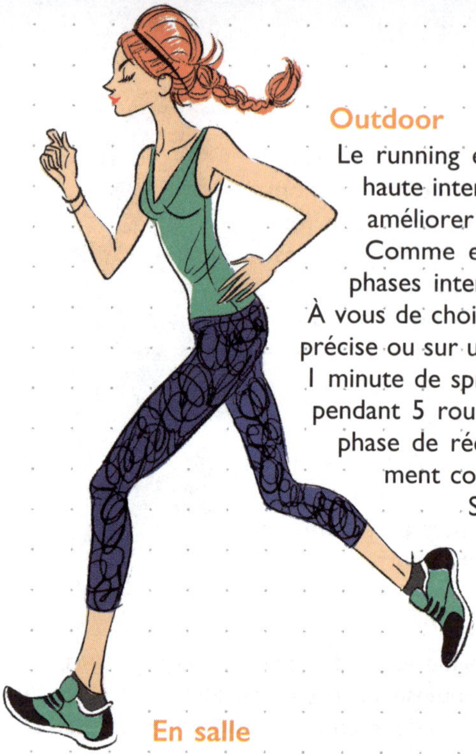

Outdoor

Le running et le cycling se prêtent très bien au fractionné à haute intensité. Mieux, ils sont fortement recommandés pour améliorer sa vitesse, ses capacités cardiaques et musculaires. Comme en renforcement musculaire, l'idée est d'alterner phases intenses à un rythme de sprint et phases plus lentes. À vous de choisir si vous faites ces accélérations sur une distance précise ou sur un temps donné. Vous pouvez par exemple alterner 1 minute de sprint et 1 minute (ou 2 minutes) à rythme modéré, pendant 5 rounds, en incluant une phase d'échauffement et une phase de récupération. Ces sorties outdoor peuvent parfaitement compléter les séries de votre training HIIT.

Si vous n'êtes pas trop running, ni vélo, vous pouvez tout de même effectuer vos séances en extérieur en utilisant le mobilier urbain (escaliers, bancs), histoire de corser un peu la séance, de prendre l'air quand le soleil est au beau fixe et de sortir des sentiers battus !

En salle

Vous avez un abonnement en salle ? Profitez-en pour essayer les cours de HIIT et ses variantes, comme le HIIT series class®, qui allie exos au poids de corps, pliométrie (méthode d'entraînement qui améliore les capacités élastiques du muscle) et core training (voir p. 10), ou bien encore le HIIT fight, qui vous initie au sport de combat en mode HIIT. Vous pouvez également profiter des équipements de votre club pour faire du fractionné à haute intensité sur les tapis de course ou sur les vélos.

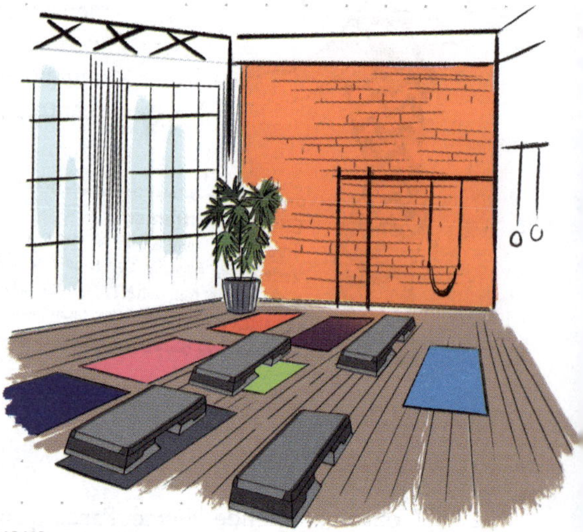

À deux

Pour muscler votre motivation, pourquoi ne pas vous entraîner avec votre copine ou votre moitié ? Vous pouvez parfaitement réaliser les exercices de ce programme en duo, histoire de vous challenger. Et quand l'un n'a pas envie, l'autre est là pour le soutenir et inversement. L'entraînement en duo crée une saine émulation et il est toujours valorisant de jouer au coach, d'encourager l'autre à donner le meilleur de lui-même.

CHAPITRE 2

MON ALIMENTATION FIT ET ANTICELLULITE

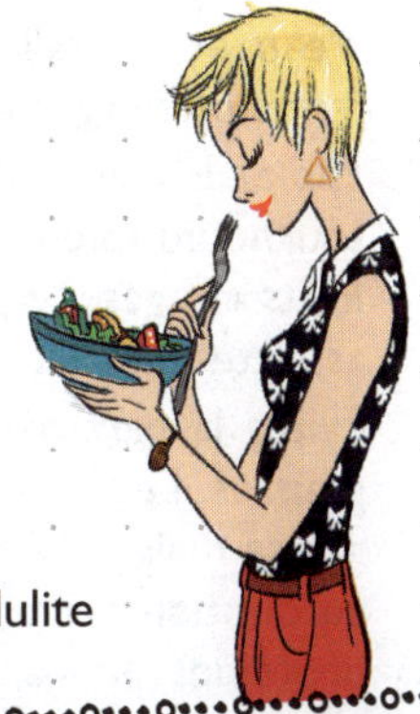

La nutrition est l'une des clés de la performance sportive et d'une silhouette au top. Pour se sculpter un corps fit et dégommer au passage les capitons, le sport n'est rien sans des repas adaptés, équilibrés, sains et variés.
Ce chapitre vous donne les bases d'une alimentation minceur, anticellulite et énergétique à adopter si vous voulez garder la ligne tout en donnant le meilleur de vous-même lors de vos séances HIIT. Voici, spécialement pour la sporty-girl que vous êtes, les fondamentaux de la diète brûle-graisse.

Suivez les conseils de Marie-Laure André, diététicienne-nutritionniste spécialiste des aliments à index glycémique (IG) bas. Passionnée de nutrition saine et gourmande, elle tient un site de coaching minceur et healthy : www.igbas.com, elle est également l'auteure de nombreux ouvrages de diététique, dont *Mon cahier Body minceur.*

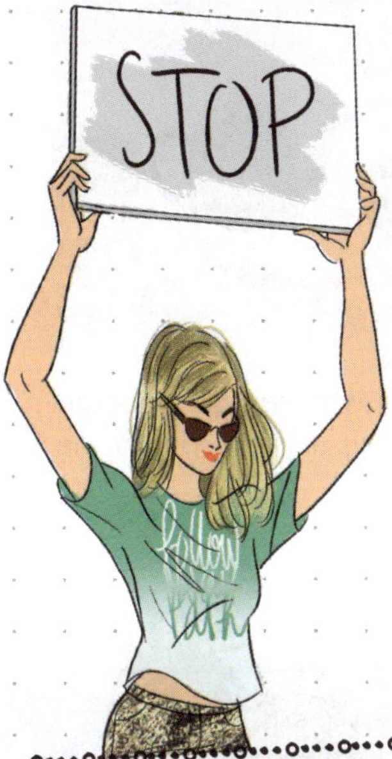

Stop aux capitons !

La cellulite, c'est presque automatique

Environ 90 % des femmes ont de la cellulite, les plus fines comme les plus rondes, les capitons n'épargnent personne ! Au moment de démarrer une activité physique intense qui va vous aider à raffermir votre silhouette, jetez un œil à votre assiette. Les responsables de votre peau d'orange se trouvent tapis dans les chips, la charcuterie, les fritures, les plats industriels…

Les fibres, vos amies

Il n'existe pas de recette miracle pour déstocker la cellulite. Mais en veillant à votre alimentation, vous éviterez qu'elle ne s'installe durablement. À chaque repas, misez sur des aliments riches en fibres, qui, en plus de limiter l'absorption des graisses, ont un effet rassasiant. Les fibres, en évitant les fringales et les grignotages, sont un vrai atout minceur. Et faites le plein de fruits et légumes riches en vitamines, ils aident à maintenir un bon niveau d'hydratation.

La cellulite est due à une hausse du volume des adipocytes (cellules graisseuses). Ce gonflement provoque une mauvaise circulation sanguine, une mauvaise irrigation et une rétention d'eau. En surface, la fameuse peau d'orange fait son apparition.

Comment brûler les graisses ?

- Privilégiez les aliments qui favorisent le drainage lymphatique et limitent la rétention d'eau, l'une des causes de la cellulite. Au menu, des légumineuses, des fruits secs, des oléagineux, des légumes verts.
- Choisissez des aliments diurétiques (qui augmentent la sécrétion urinaire), qui aident à éliminer les toxines, lutter contre la rétention d'eau et l'installation des graisses. Épinards, kale, champignons, fenouil, courgettes… sont vos meilleurs alliés !

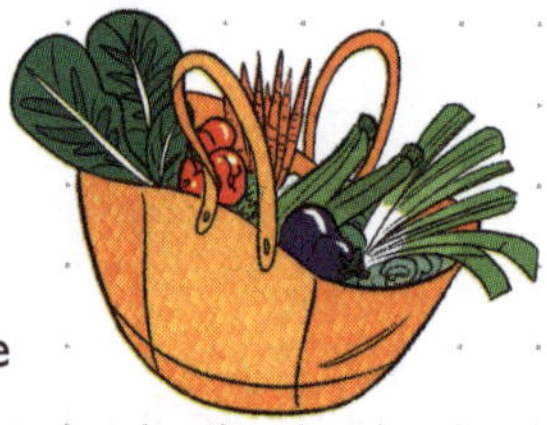

- Ciblez les aliments qui boostent la circulation sanguine (quand elle tourne au ralenti, elle peut elle aussi favoriser la peau d'orange). Les fruits rouges, l'oignon, l'ail, l'échalote ont toute leur place dans votre assiette anticellulite.
- Faites la part belle aux protéines, elles aident à éliminer les graisses. Leur consommation favorise le développement de la masse maigre (le muscle), qui augmente la dépense calorique au quotidien. Dans votre lutte anticellulite, optez pour des protéines provenant des végétaux, des œufs, des poissons et produits laitiers maigres pour éviter les mauvaises graisses.

Vos coups de pouce minceur

Le thé vert : il aide à brûler un peu plus de calories car il augmente la thermogenèse (production de chaleur par le corps) et a un effet détox.

Le concombre, le fenouil, le poireau : ils ont un effet drainant (pour capter et éliminer l'eau).

Le piment : il booste la dépense calorique à travers l'augmentation de la thermogenèse.

Le konjac : il a un effet rassasiant grâce à ses fibres qui gonflent dans l'estomac au contact de l'eau. Il existe principalement sous forme de pâtes ou de riz.

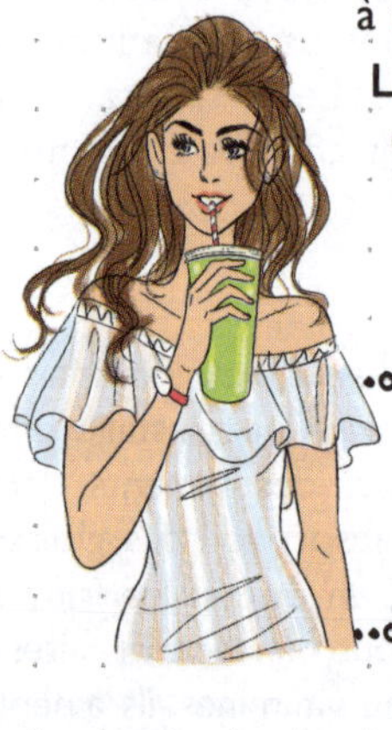

Le conseil de Marie-Laure André, diététicienne-nutritionniste

« Adoptez une alimentation riche en fruits et légumes. Le potassium qu'ils contiennent aide à éliminer l'eau, et donc à désengorger les tissus adipeux et à lutter contre l'effet peau d'orange. »

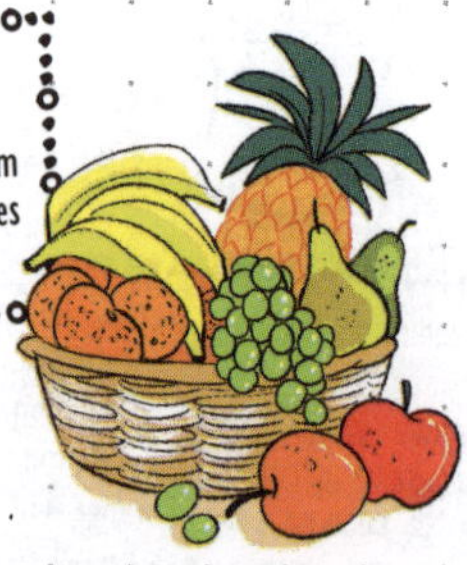

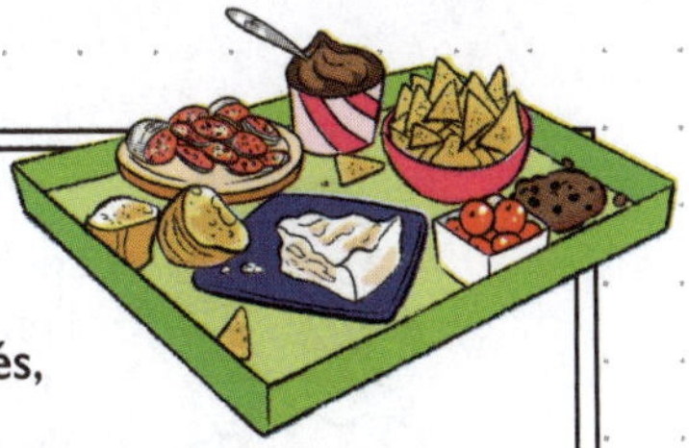

Les 5 commandements anti-capitons

1. Les aliments transformés tu oublieras (trop gras, trop salés, ils favorisent le stockage des graisses).
2. Le sel tu réduiras (sinon, bonjour la rétention d'eau!).
3. Le sucre raffiné tu banniras (en excès, il est responsable de cas d'obésité).
4. Les bons glucides tu choisiras (glucides complexes du pain complet, céréales complètes, quinoa, lentilles pour leur effet rassasiant qui évite de se rabattre sur la junk food).
5. Les fruits et légumes tu accueilleras avec joie (non seulement ils sont bons pour la peau, grâce à leur teneur en vitamines, mais aussi, gorgés d'eau, ils aident à l'élimination).

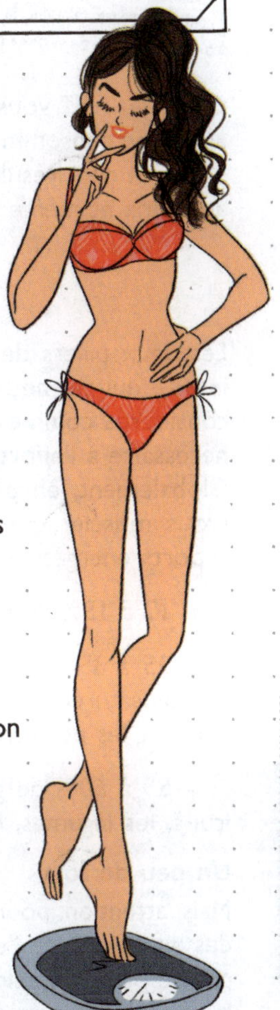

Gare au sel!

Méfiez-vous du sel. En s'accumulant dans les tissus, le sel attire et retient l'eau, favorisant ainsi l'effet «peau d'orange». Cette rétention d'eau a aussi un impact sur votre silhouette générale, puisqu'elle a tendance à faire «gonfler», elle favorise les jambes lourdes, le ventre ballonné et tout cela se chiffre sur la balance…

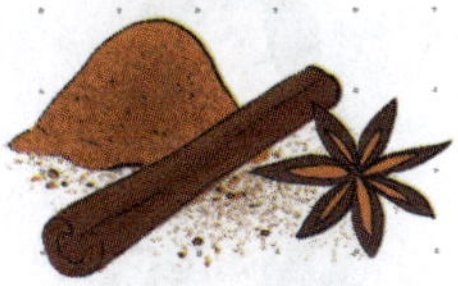

Nos astuces pour limiter la consommation de sel :

- Ne resalez pas avant d'avoir goûté
- Ne posez pas la salière sur la table
- Évitez le pain blanc, le fromage, les charcuteries, les plats préparés très riches en sel
- Préférez les épices au sel pour relever vos plats

L'assiette de la sportive HIIT

Le HIIT est un sport intense qui allie perte de masse grasse et construction de la masse musculaire. Vous souhaitez obtenir des résultats silhouette rapidement? Pendant ces 6 semaines de training, adaptez votre alimentation et vous serez récompensée! Sans oublier que des repas équilibrés sont indispensables pour une bonne gestion des stocks d'énergie, et nul doute que de l'énergie, vous allez en avoir besoin!

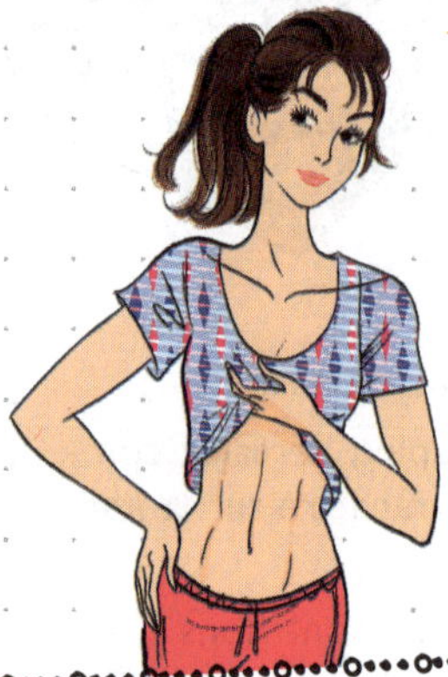

Perdre du gras

Le HIIT augmente vos dépenses énergétiques pendant et après l'entraînement (avec l'afterburn effect). Pour pouvoir fournir cet effort intense (et s'en remettre), l'organisme puise dans ses réserves de sucre (glucose), de graisses et parfois de protéines. Si, à côté de vos séances de HIIT, vous ne faites pas trop d'écarts, très vite, vous verrez votre silhouette s'affûter.

Construire du muscle

À poids égal, les personnes avec le taux de masse musculaire le plus élevé ont la dépense calorique la plus élevée.

Autre bon point du HIIT, il augmente le métabolisme de base, qui correspond au nombre de calories dont le corps a besoin pour assurer ses fonctions vitales au repos. C'est un peu la chaudière interne du corps. Pour une femme sédentaire, les besoins énergétiques minimum sont d'environ 1 200 kcal, mais bien sûr cela peut varier selon chacune.

Grâce au HIIT vous construisez rapidement du muscle. Et, bonne nouvelle, le muscle même au repos consomme beaucoup de calories alors que la masse grasse n'en consomme pratiquement pas. Résultat, plus vous êtes musclée, plus vous brûlez de calories pendant l'effort, au repos et même en dormant !

L'alimentation power

Les deux piliers de l'alimentation de la sportive sont les **protides** (protéines) – qui permettent de construire du muscle – et les **glucides** (sucres), considérés comme le carburant du corps puisqu'ils fournissent l'énergie nécessaire à l'effort demandé.

Globalement, en période d'entraînement, pour atteindre vos objectifs (vous muscler, perdre du poids, vous affûter, vous challenger), vos apports énergétiques journaliers (AJR) devront être :

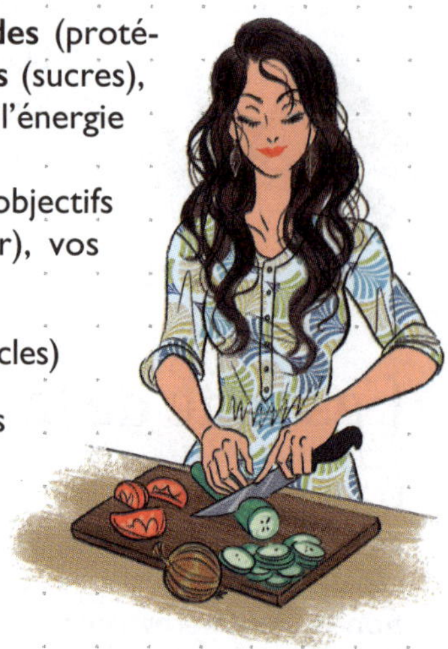

- 12 à 15% de protéines (pour nourrir et construire vos muscles)
- 25 à 35% de lipides (principalement les « bonnes » graisses monoinsaturées, que l'on retrouve dans l'huile d'olive ou de colza et les poissons gras, pour éviter l'effet peau d'orange)
- 55 à 60% de glucides (le carburant à piocher dans les fruits, les légumes, les féculents, les légumes secs)

Un peu de tout

Mais, attention, pour fonctionner correctement, l'organisme a besoin de bien d'autres choses : des vitamines, de l'eau, des fibres, des minéraux, des oligoéléments… Et comme il n'existe pas de pilule miracle, pour faire le plein de toutes ces bonnes choses, un seul mot d'ordre : la variété des aliments !

Tout au long de l'entraînement, je mets au menu chaque jour

- 2 portions par jour de viande, poisson et/ou œuf
- 1 produit laitier à chaque repas
- 1 grosse portion de légumes à chaque repas (dont au moins une crudité)
- 1 portion de féculents, légumes secs aux trois repas
- 1 à 2 c. à s. par repas d'huile de colza et/ou d'olive
- 2 à 3 fruits
- De l'eau tout au long de la journée, par petites gorgées

Body positive : zéro frustration !
La notion de plaisir est très importante. Pas question de se frustrer à coups de privations contre-productives. Autorisez-vous un écart 1 fois par semaine et, le reste du temps, suivez nos conseils pour manger healthy et gourmand !

Le rôle des nutriments chez la sportive

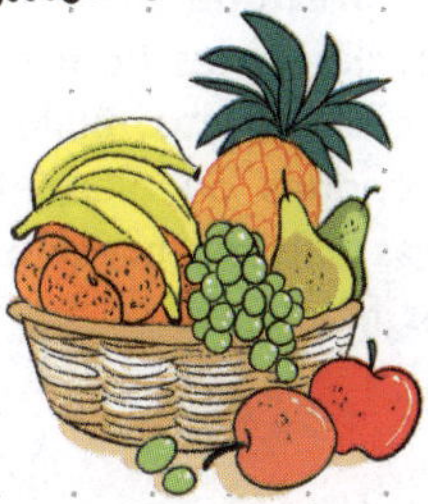

Les glucides

Ce sont des sucres qui apportent de l'énergie à l'organisme. Il faut distinguer les glucides simples (sucres composés de petites molécules) des glucides complexes (amidon des céréales, pommes de terre, riz complet…). Globalement, les deux types de glucides ont leur importance, mais il faut veiller à limiter les sucres simples ; sans cependant les supprimer, car ils jouent aussi leur rôle de carburant rapide…

Les glucides simples, comme le glucose, le fructose ou le saccharose, apportent de l'énergie tout de suite disponible, c'est le carburant immédiat de l'effort.

On les trouve où ? Dans le sucre de table (saccharose), le miel (fructose et glucose), les fruits (fructose), le lait (lactose), les produits et boissons sucrés, les pâtisseries, le sirop d'érable.

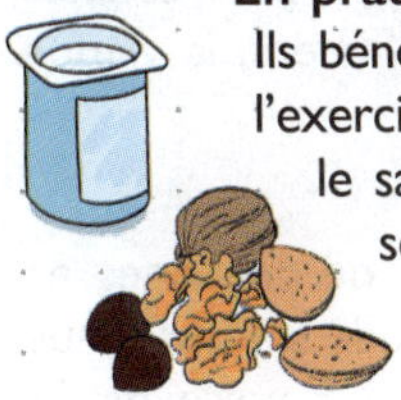

En pratique
Ils bénéficient d'une assimilation rapide et sont rapidement utilisables au cours de l'exercice. Les sucres simples transformés en glucose sont alors transportés dans le sang pour apporter de l'énergie aux muscles et au cerveau. Juste avant une séance de HIIT, si vous vous sentez en petite forme, prenez une banane (bien jaune et mûre, elle contient alors 65 % de sucre), des fruits secs ou une barre de céréales, qui boosteront votre tonus.

Les glucides complexes fournissent une énergie prolongée aux activités physiques et constituent les réserves dans lesquelles vous puisez lors d'un training long.

On les trouve où ? La famille des glucides complexes regroupe notamment les céréales et produits céréaliers, les pommes de terre, les légumes secs et légumineuses (pois chiches, pois cassés, lentilles, haricots rouges, soja, tofu, etc.).

En pratique
Pour pouvoir travailler correctement et profiter de leur énergie diffuse, consommez des glucides complexes à chaque repas. Ils jouent par ailleurs un rôle important sur la satiété et retardent les fringales. Non négligeable quand on souhaite surveiller sa ligne !

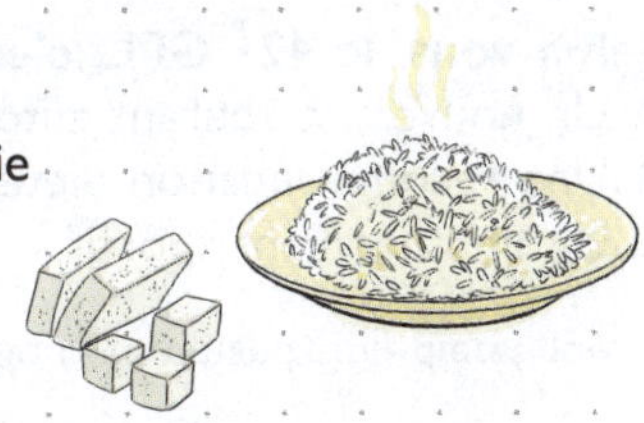

Les lipides

Ces matières grasses fournissent elles aussi de l'énergie au corps mais elles sont plutôt utilisées lors de séances d'endurance longues, elles prennent alors le relais des glucides. Les (bonnes) graisses ne doivent pas être bannies de votre alimentation car elles sont sources de vitamines (A, D, E) et d'acides gras essentiels. Chez une sportive en période d'entraînement, elles doivent représenter environ 25 à 35 % de l'apport énergétique total quotidien.

On les trouve où ?
Par exemple dans les viandes, les poissons gras, le beurre, les huiles végétales, les oléagineux (voir le détail des bonnes et mauvaises graisses p. 28).

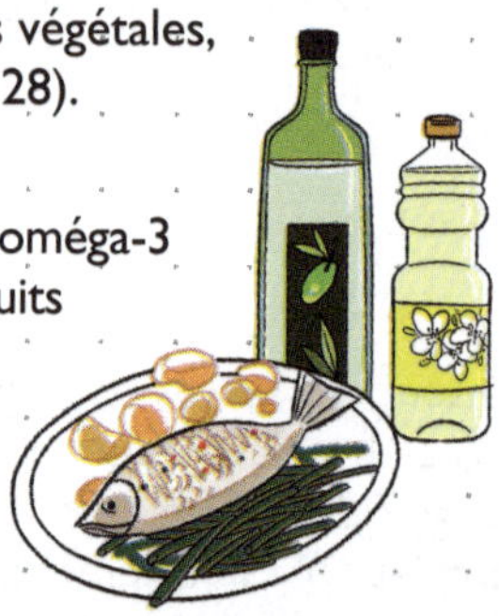

En pratique
Privilégiez les bonnes graisses, comme les polyinsaturées riches en oméga-3 (poissons gras, huiles de colza, de lin, de cameline, de noix, les fruits à coques ou oléagineux, voir p. 28) et surtout limitez les acides gras saturés présents dans la charcuterie, les viennoiseries ou les fromages.

Les protéines

Présentes dans tous les tissus du corps, les cheveux, les ongles mais aussi dans le sang, les hormones…, les protéines sont de vrais bâtisseurs des cellules. Elles sont incontournables. Pour la sportive, elles optimisent la récupération et favorisent la réparation des tissus lésés pendant l'effort.

On les trouve où ?
Dans les légumineuses (lentilles, haricots rouges ou noirs, pois chiches, pois cassés…), les oléagineux, le fromage, les produits laitiers, la viande, les poissons, les œufs.

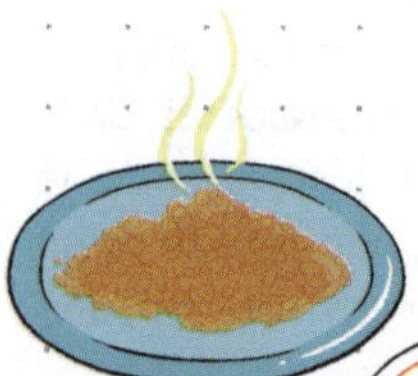

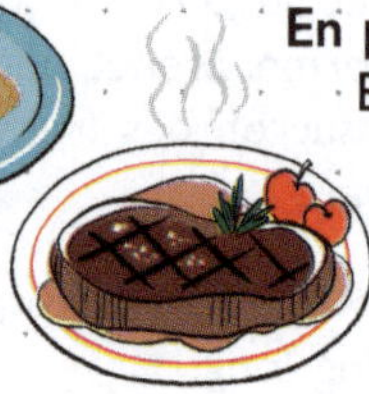

En pratique
En période d'entraînement, la consommation de protéines est essentielle au développement et au maintien de la masse musculaire. Les protéines sont également une source de fer non négligeable lors d'une pratique sportive, surtout chez la femme carencée en fer (à cause des règles notamment).

La règle du 421 GPL

Selon vous, le 421 GPL, c'est quoi ?
A Un nouveau carburant automobile écolo ☐
B Une recommandation diététique ☐
C Un entraînement sportif ☐

Réponse B : Une recommandation diététique.

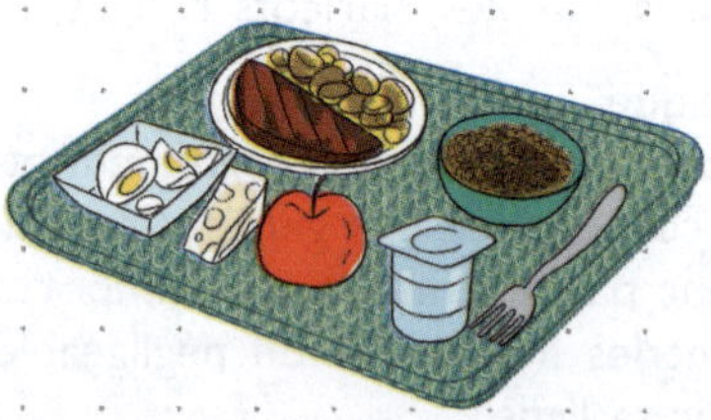

La règle du 421 GPL a été élaborée par le Pr Creff. Que cache ce nom de code ? Le secret d'un repas équilibré ! Voici un moyen mnémotechnique pour ne plus oublier comment composer une assiette bien équilibrée (à prendre en compte pour chaque repas) :

- 4 portions de glucides
- 2 portions de protides
- 1 portion de lipides

Tellement simple que cette règle a même été recommandée par le ministère de la Jeunesse et des Sports !

Les 6 réflexes d'une alimentation fit & strong

1. Mettez plus de légumes dans votre alimentation.
2. Faites la part belle aux céréales complètes (au moins la moitié des céréales totales consommées, car elles sont plus nutritives, plus riches, plus rassasiantes que les céréales blanches raffinées).

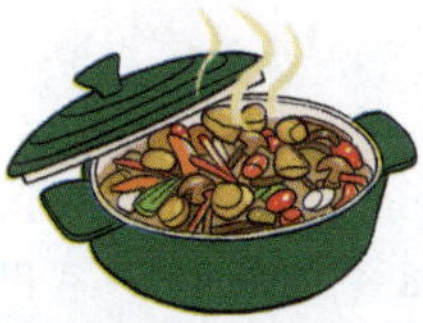

3. Variez les sources de protéines : œufs bio, produits de la pêche durable, légumineuses et oléagineux, fromages et autres produits laitiers.
4. Remplacez les sources de protéines animales grasses (viandes rouges : agneau, mouton, porc…) par des sources de protéines moins grasses et contenant de bonnes graisses (poisson, œufs, amandes, quinoa, tofu, lentilles, pois cassés, petit-suisse nature…).
5. Consommez 2 à 3 fruits par jour (pas plus car ils sont riches en sucre).
6. Limitez les produits industriels, aux listes d'ingrédients longues comme le bras : ils regorgent de sel, de sucre, de mauvaises graisses, d'additifs… bref, que des calories vides !

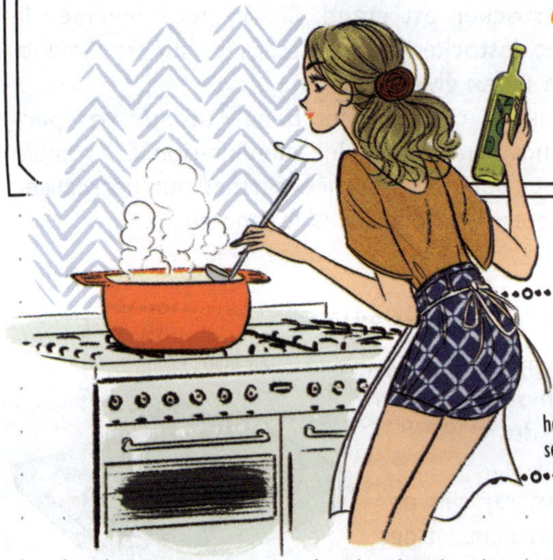

Body positive
Gâteaux, sucreries et petits plaisirs sont bien sûr autorisés… mais à condition d'avoir une alimentation saine le reste du temps. Le bon équilibre = 20 % trash, 80 % healthy. Et souvenez-vous : aucun aliment n'est diabolique, seules les quantités peuvent vous jouer des tours !

Les IG bas, les clés de la minceur healthy

Les IG, comment ça marche?

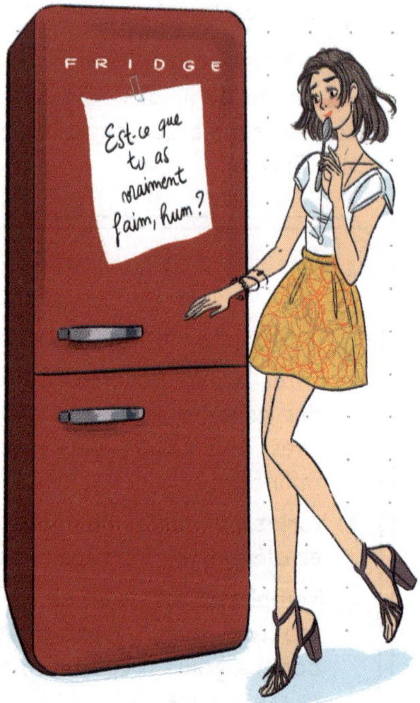

Une fois digérés, les glucides se retrouvent sous forme de glucose dans le sang. L'index glycémique (IG) permet de mesurer l'effet du sucre sur la glycémie (taux de sucre dans le sang) juste après la prise alimentaire. L'IG dépend du taux de sucre simple et de sucre complexe contenus dans un aliment, mais également de la présence de fibres, de graisses...

Les IG élevés, no way!

Un aliment à IG élevé (baguette blanche, soda) va provoquer un pic important du taux de glucose dans le sang, obligeant le corps à produire plus d'insuline, une hormone qui facilite l'assimilation des sucres pour ramener au plus vite la glycémie à la normale. Malheureusement, l'insuline est aussi une hormone qui stimule l'appétit, favorise le stockage des graisses et bloque leur dégradation (lipolyse). Rien de bon pour une silhouette fit!

Le conseil de Marie-Laure André, diététicienne-nutritionniste
« Les sucres sont le carburant de l'organisme. Pour qu'il fonctionne de façon optimale, vous devez choisir des sucres de bonne qualité, en fonction de leur effet sur l'organisme. »

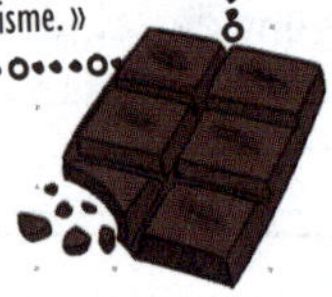

Les IG bas, yes!

Plus vous consommez d'aliments à IG élevé, plus le risque de stocker est grand. Donc, pour inverser la tendance et déstocker les graisses, misez sur les aliments à faible index glycémique!

En plus, ils ont un effet bénéfique sur vos performances sportives. Une alimentation à IG faible pendant toute une journée permettrait de réaliser de meilleures performances le lendemain.

Attention aux faux amis!

Certains aliments ont un IG nul car ils ne contiennent pas de glucides. C'est le cas notamment du **fromage, des charcuteries, des œufs, du beurre, de la viande**... Pas question pour autant d'en manger des pelletées sous prétexte que leur IG est bas, car s'ils ne contiennent pas de glucides, ils comptent des protéines et des graisses en quantités importantes. À consommer avec parcimonie!

La cuisson augmente l'index glycémique. Vos spaghettis préférés sont bien plus hyperglycémiants trop cuits qu'*al dente*.

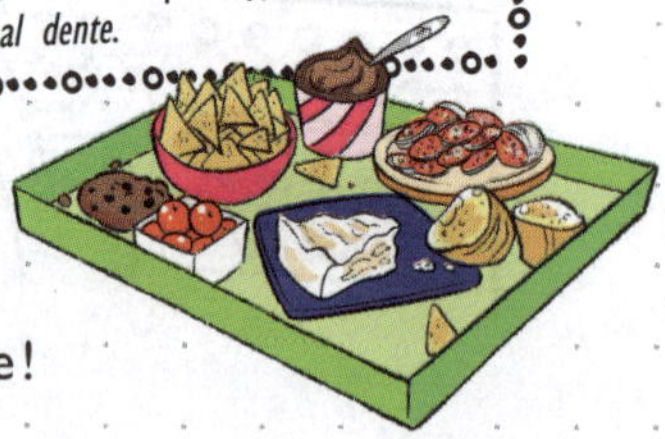

L'index glycémique de quelques aliments

IG BAS < 50 (À PRIVILÉGIER)	IG MOYEN 50-70 (À CONSOMMER MODÉRÉMENT)	IG ÉLEVÉ > 70 (À FUIR)
Amandes Avocat Banane jaune (sans tache noire) Carottes Céréales All-Bran® Chocolat noir 70 % Compotes de fruits sans sucres ajoutés Fruits rouges (framboises, fraises, mûres…) Konjac Légumes verts frais (artichaut, poireau, chou, courgette…) Litchi Orange Pain riche en graines Pain intégral Pain azyme (farine intégrale) Patate douce Pâtes *al dente* Poire Pomme Quinoa Raisin Riz basmati complet Tempeh Tofu/soja Tomate Wasa Fibres®	Ananas Banane bien mûre Céréales spécial minceur Croissant Galettes de riz Glaces Kiwi Maïs en grains Pain complet Pizza Raisins secs Riz blanc Sirop d'érable	Baguette blanche Barres chocolatées Biscottes Brioche Corn-flakes Miel Pain de mie Pastèque Pâtes bien cuites Pommes de terre Pommes de terre vapeur Purée de pommes de terre maison Sucre en morceaux

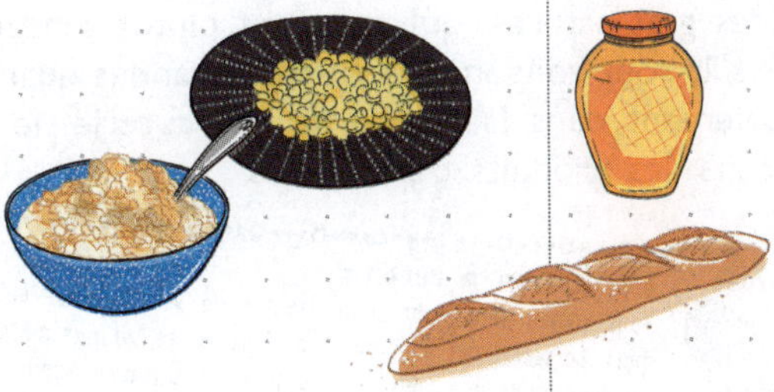

Reminder : exit les petites faiblesses

Un tip ? Je remplace ma petite gourmandise (superflue) par un aliment à IG bas. Par exemple, je remplace…

- les pâtes par du quinoa ;
- au moment du fromage, la baguette blanche par une tartine de Wasa Fibres® ou quelques amandes ;
- la pâte à tartiner par un carré de chocolat noir ;
- pour l'apéro, les chips par des tomates cerise ou des bâtonnets de surimi,
- le soda par un jus de tomate ou un thé vert.

- Je remplace ....
  par ....
- Je remplace ....
  par ....

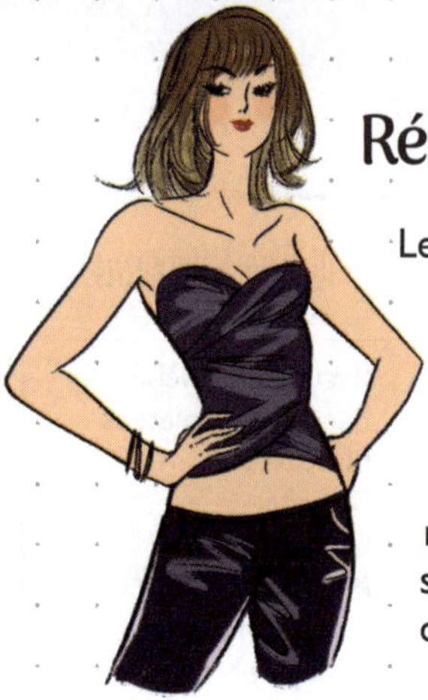

Réhabilitons les bonnes graisses pour mincir !

Les lipides sont importants pour le développement des cellules, le fonctionnement cérébral, les défenses immunitaires. Sources de vitamines et d'antioxydants, les acides gras essentiels jouent aussi un rôle primordial dans la qualité et la beauté de votre peau. Donc, pas question de s'en passer. Si les matières grasses ont longtemps été décriées et accusées de favoriser l'obésité, elles sont aujourd'hui réhabilitées et retrouvent toute leur place dans une alimentation saine et variée. Elles sont d'autant plus importantes chez la sportive qu'elles combattent les inflammations.

Faites le tri

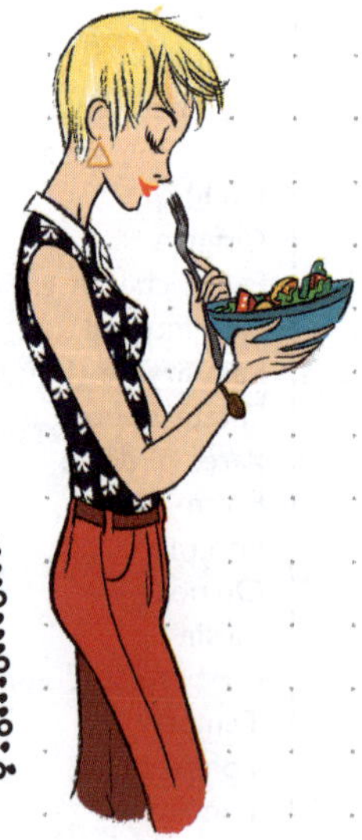

Mais, attention, toutes les graisses ne se valent pas. On peut les diviser en 2 catégories :

- les acides gras monoinsaturés et les polyinsaturés (oméga-3, 6 et 9), qui ont un effet protecteur sur la santé cardio-vasculaire, vous les trouverez dans les huiles végétales, les fruits à coque, les poissons gras, l'avocat ;
- les acides gras saturés, qui, eux, ont plutôt tendance à boucher vos artères s'ils sont consommés en trop grandes quantités. On les trouve principalement dans la viande, la charcuterie, le fromage, le beurre, les biscuits, les produits transformés.

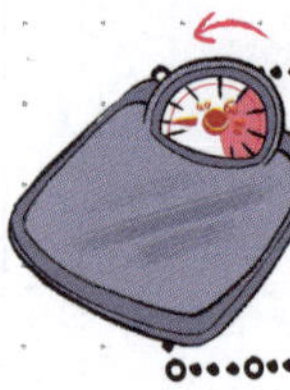

L'équation à retenir

Vous voulez perdre du poids ? Inutile de vous affamer ou de vous épuiser à la salle de sport. Le secret des kilos qui s'envolent repose sur une mécanique simple : vous devez brûler plus de calories que vous n'en consommez. Certaines applis type Lifesum vous permettent de traquer jour après jour votre activité et votre alimentation. Un vrai journal de bord embarqué !

Acides gras : les bons et les mauvais élèves

LES BONNES GRAISSES	LES MAUVAISES GRAISSES
Avocat Huiles végétales (olive, colza, lin, cameline, noix) Oléagineux (amandes, noix, graines de lin…) Poisson gras (saumon, sardine, maquereau…)	Beurre Fromage Charcuterie Chips Fast-food Fritures Pizzas Plats industriels Viandes grasses (viande rouge, saucisse) Viennoiseries, pâtisseries

Préférez la qualité à la quantité. Plutôt que de manger moins de graisses, consommez-en surtout de bonnes ! À noter, pour des sessions explosives et intenses 3 fois par semaine, le besoin en lipides est de 1 à 1,5 g par kilo par jour, soit 58 à 87 g par jour pour une femme de 58 kg.

Haro sur la junk food !

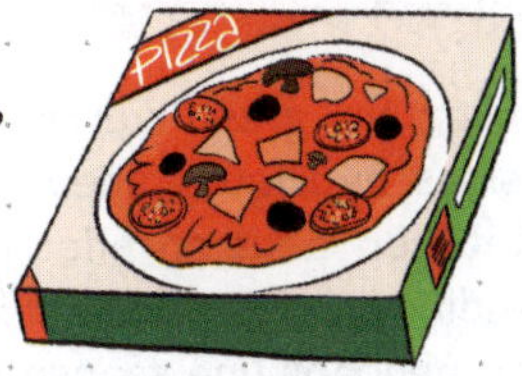

Bourrés de graisses saturées, de sucre, de sel et de calories vides, la nourriture industrielle, les plats transformés, le fast-food sont à oublier (ou à grandement diminuer) si vous ne voulez pas plomber votre tour de taille et vos efforts.

Les bons réflexes pour mieux choisir ses graisses

- Moins de graisses saturées
- Plus de graisses insaturées (huiles végétales : colza, lin, olive… : 1 à 2 c. à s. midi et soir)
- Plus de poissons gras issus de la pêche raisonnée (1 à 2 fois par semaine)
- Moins de viande (pas plus de 250/300 g de viande rouge par semaine)
- Pas (ou très peu) de produits transformés
- 30 à 40 g de fromage par jour maximum
- Pizzas et quiches, 1 fois par semaine maximum
- Moins de beurre, une lichette seulement sur la tartine du matin

L'importance de l'hydratation

Avec vos séances de HIIT, vous allez suer ! Pour éviter de vous déshydrater, pensez à boire de l'eau avant, pendant et après l'effort. L'eau est la seule boisson indispensable au bon fonctionnement de l'organisme. Dans une journée normale, il est recommandé de boire 1,5 litre d'eau. Si elle est vitale au quotidien, l'eau est essentielle pour vos workouts. Les jours de training, adaptez votre hydratation et ne sous-estimez pas le pouvoir de l'eau… Une légère déshydratation correspondant à une perte en eau de 2 % du poids corporel et engendre une baisse de 20 % des performances sportives. Impossible de vous donner à fond si vous n'êtes pas bien hydratée !

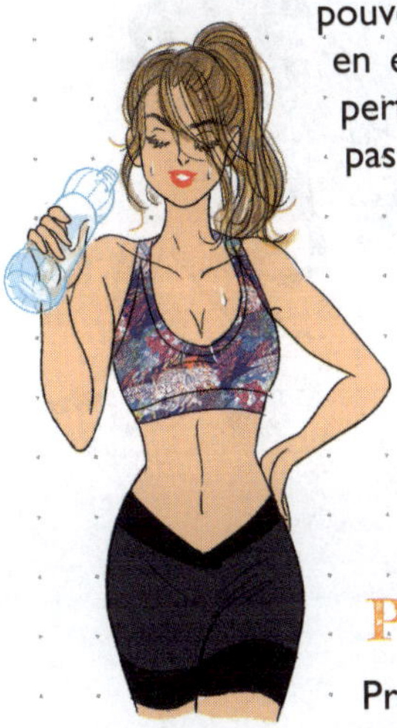

Avant la séance

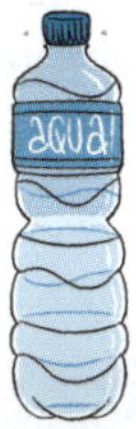

Buvez suffisamment tout au long de la journée sans vous référer à votre soif, par petites gorgées. L'objectif est de faire des réserves d'eau pour retarder au maximum la survenue de la déshydratation pendant l'effort.

Pendant la séance

Profitez des temps de récupération pour boire de l'eau par petites gorgées.

Après l'entraînement

À noter que plus il fait chaud et plus vos capacités à performer sont altérées. Veillez à travailler dans une pièce tempérée à 18 °C et évitez de vous entraîner par fortes chaleurs.

Buvez un grand verre d'eau pour compenser les pertes hydriques liées à la transpiration. La déshydratation peut en effet provoquer des crampes, des tendinites, des calculs rénaux… Pour savoir exactement à combien s'élève votre perte en eau pendant une séance de HIIT, pesez-vous avant et après l'effort. Cela vous donnera une idée de la quantité d'eau à consommer.

La recette de boisson de l'effort maison de Marie-Laure André, diététicienne-nutritionniste
Mélangez 1/3 de jus de raisin 100 % pur jus et 2/3 d'eau pétillante riche en sodium et potassium type Vichy® ou Badoit®. Selon la teneur en sodium de l'eau choisie (si simple eau plate), ajoutez une petite pincée de sel.

Les séances de HIIT durant moins d'1 heure, l'eau seule suffit pendant la séance. Toutefois, une boisson isotonique (aussi appelée « boisson énergétique de l'effort »), qui hydrate et apporte un shoot de glucides et de sels minéraux à l'organisme, vous aidera à récupérer plus vite en rechargeant les stocks de glycogène et en reminéralisant votre organisme.

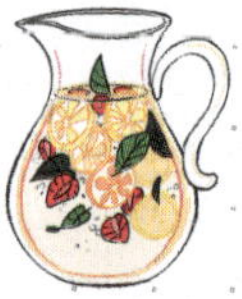

N'attendez pas d'avoir soif pour boire

Si vous avez soif, il est déjà trop tard. La soif est un signal d'alerte qui survient quand le corps a déjà subi une perte d'eau de 1 %, ce qui correspond à une baisse de 10 % de vos capacités physiques !

L'eau gazeuse, votre alliée post-séance

L'activité physique crée de l'acide lactique qui acidifie l'organisme. Après l'effort, pour bien récupérer, privilégiez les eaux riches en bicarbonate car il neutralise cette acidité et aide à rétablir l'équilibre acido-basique de votre corps.

Après la séance, consommez 1 à 2 verres de St-Yorre®, Vichy® ou Arvie®, ces eaux aident à reminéraliser l'organisme. Mais pensez à réserver ces eaux pour les jours d'entraînement. Consommées en trop grande quantité, elles peuvent occasionner des troubles digestifs.

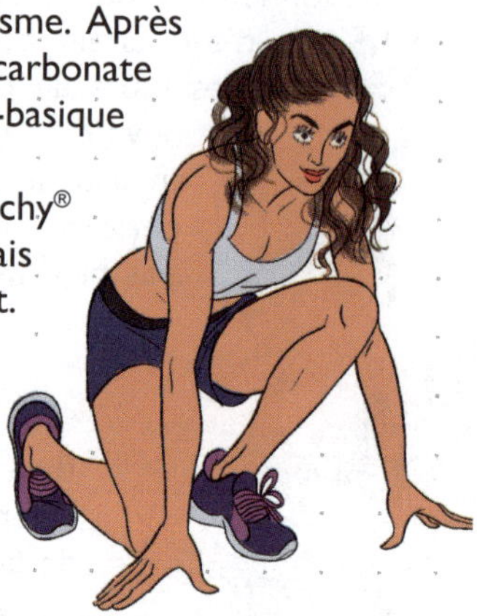

Chapitre 3

Semaines 1 et 2

Je me lance !

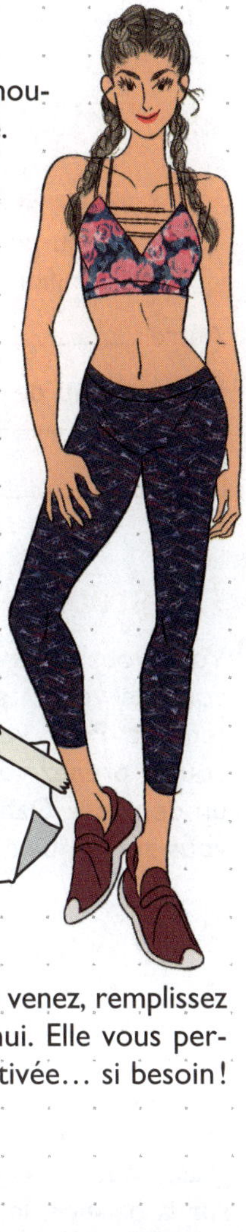

À partir de maintenant, vous allez vous frotter au HIIT, apprendre les mouvements de base et les bons gestes pour vous entraîner en toute sécurité.
Le programme a été pensé sur 6 semaines avec un nouveau palier d'intensité toutes les 2 semaines. **Pourquoi 6 semaines ? Car c'est le temps qu'il faut pour que le corps s'adapte à un nouvel effort.**
Pas de panique, tout a été conçu pour que vous progressiez sûrement mais en douceur. Pour que chacune s'entraîne selon son niveau, nous avons mis en place des ratios de difficulté (rapport entre le temps d'effort et le temps de repos) qui varieront en fonction des séances, de l'intensité recherchée et des semaines.

Step by step...

Le premier cycle, en semaines 1 et 2, vous fera commencer « en douceur ». Vous apprendrez à bien réaliser les différents exercices d'un entraînement HIIT. En semaines 3 et 4, vous irez un peu plus loin pour stimuler votre métabolisme et raffermir votre silhouette. Le dernier palier des semaines 5 et 6 mettra l'accent sur le challenge et boostera vos performances sportives.

Pour tirer un max de bénéfices de votre training HIIT, soyez régulière et rigoureuse. Amusez-vous et surtout surpassez-vous !

Mon bilan silhouette

Regarder en arrière, parfois ça aide à avancer ! Pour ne pas oublier d'où vous venez, remplissez cette petite fiche, véritable « état des lieux » de votre silhouette aujourd'hui. Elle vous permettra ensuite de mesurer le chemin parcouru et vous aidera à rester motivée… si besoin !

Mes mensurations

Comment les prendre ?

Pour le tour de taille, placez le mètre juste au-dessus du nombril ; pour les hanches, à l'endroit le plus fort ; pour les cuisses, prenez la mesure 2 cm sous la fesse. Et pour votre poids, pesez-vous toujours le même jour, à la même heure et dans les mêmes conditions (de préférence en sous-vêtements ou nue).

Je démarre mon training HIIT le (date) : ....

Je pèse : ....

Je souhaiterais peser : ....

Mon tour de taille : ....

Mon tour de hanches : ....

Mon tour de cuisses : ....

Mon tour de bras :

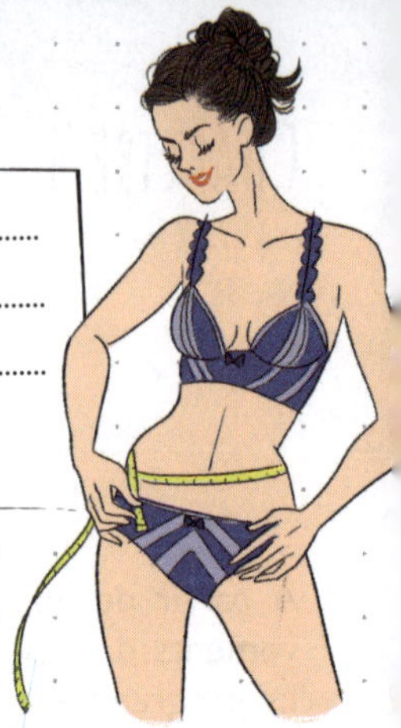

Mes objectifs

Vous souhaitez avant tout :

- ☐ Perdre du poids
- ☐ Vous tonifier
- ☐ Relever un nouveau défi
- ☐ Un peu tout ça à la fois !

Autre ....

Votre niveau de motivation pour commencer, sur une échelle de 1 à 10 :

1	2	3	4	5	6	7	8	9	10
☐	☐	☐	☐	☐	☐	☐	☐	☐	☐

La preuve par l'image

Vous vous regardez tous les jours dans le miroir et vous ne verrez peut-être pas les résultats immédiatement. Pour vous rendre compte du chemin parcouru, prenez-vous en photos. Un selfie de face et un de profil. Dans quelques semaines, ces souvenirs vous seront bien utiles !

Il n'y a pas que le poids dans la vie !

Le poids sur la balance est un bon indicateur, mais ne vous focalisez pas trop dessus. Avec ce training HIIT, vous allez sculpter votre silhouette, perdre du gras, tout en construisant du muscle. Peut-être que, sur la balance, le chiffre ne bougera pas (ou pas du bon côté), mais le plus important, c'est votre silhouette. Le meilleur indicateur qui montre que votre corps est en train de se tonifier ? Votre jean préféré ! Vous y entrez à nouveau sans souci. Vos fesses se galbent… et ça se voit !

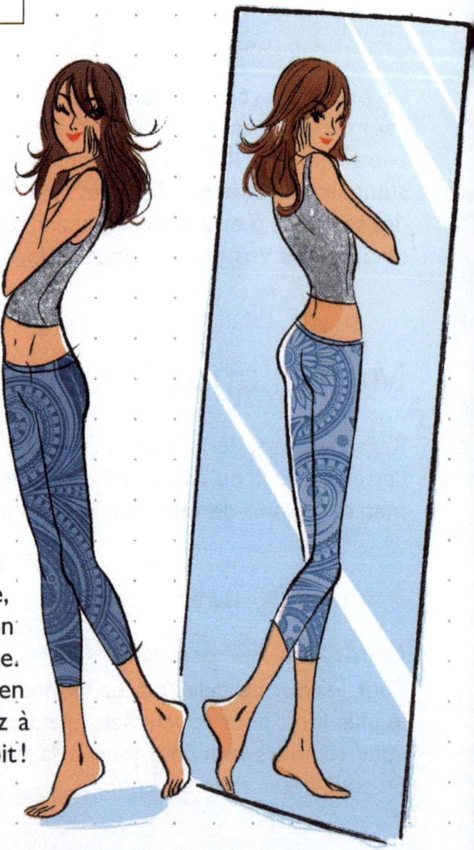

1re séance test : quel est mon niveau ?

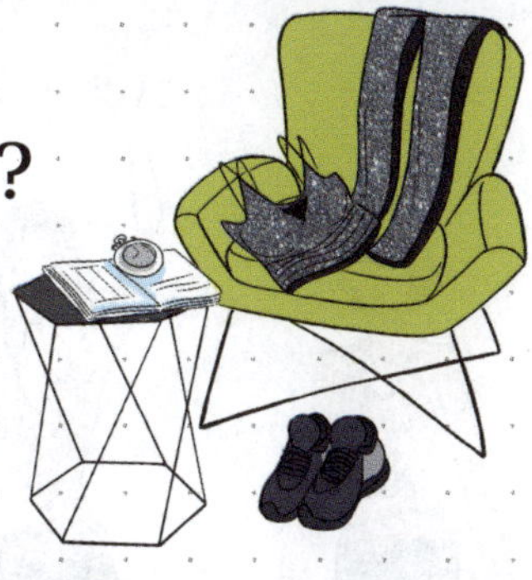

Avant de commencer votre training HIIT, vous devez connaître votre forme physique. Ce petit test va évaluer votre niveau actuel et vous orienter vers les différents programmes de ce cahier. N'hésitez pas à le refaire régulièrement, il vous donnera un bon aperçu de votre progression et vous permettra de faire le point sur votre condition physique !

Pour cette séance test, vous allez effectuer 3 exercices de base du HIIT que vous retrouverez plus en détail dans les séances du 1er HIIT training (voir p. 35).

Enfilez votre tenue de sport, armez-vous d'une bouteille d'eau, d'un chronomètre ainsi que d'une feuille et d'un crayon, et let's go !

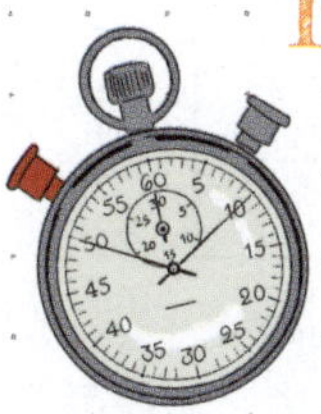

L'objectif

Faire un max de tours comportant : 15 squats + 10 pompes genoux + 15 jumping jacks.

L'enchaînement se fait pendant 5 min sans s'arrêter. Allez le plus vite possible, mais n'oubliez pas d'adopter les bonnes postures.

Temps : 5 min chrono !

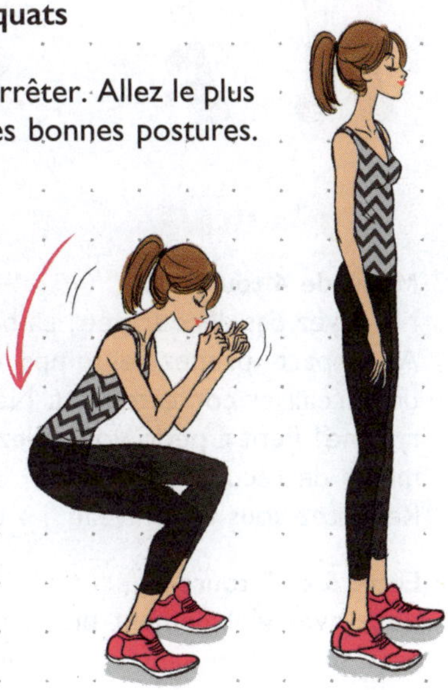

Les exos à enchaîner

15 squats

Debout, pieds parallèles écartés de la largeur de vos hanches, vos jambes sont légèrement fléchies et la poitrine ouverte.

Pliez vos jambes et relevez les fesses comme si vous vouliez vous asseoir sur une chaise.

Descendez jusqu'à ce que vos cuisses soient parallèles au sol.

Expirez et dépliez vos jambes en gardant le dos droit.

10 pompes sur les genoux

Allongée, face au sol, vos mains sont écartées plus largement que vos épaules, poignets et épaules alignés. En appui sur les genoux, serrez vos abdominaux et pliez les coudes pour amener la poitrine vers le sol.

Expirez et repoussez le sol avec vos mains, dépliez les coudes en gardant votre dos droit.

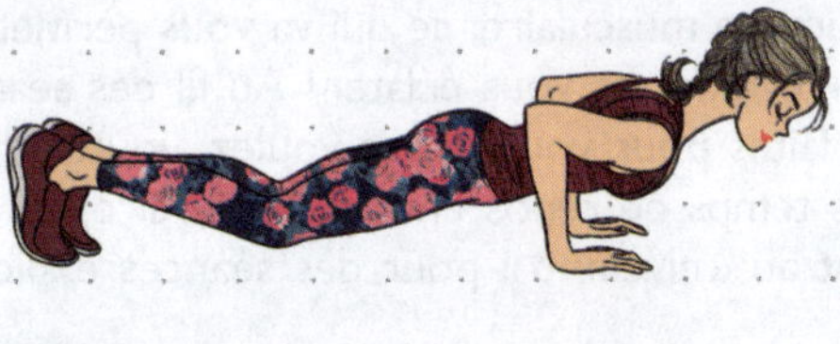

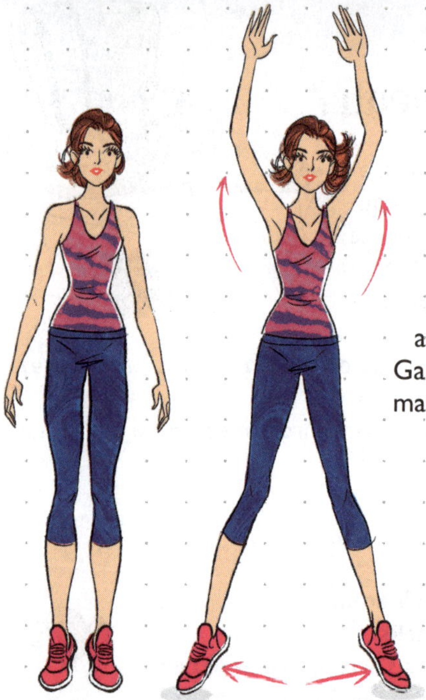

15 jumping jacks

Démarrez les bras le long du corps, abdominaux serrés. Écartez les jambes de chaque côté en sautant; les bras remontent en même temps au-dessus de la tête. Resserrez les jambes lors d'un deuxième saut pour revenir en position de départ, en descendant les bras. Pensez à amortir votre premier saut en posant les talons au sol, et non uniquement les pointes de pied! Gardez les genoux souples et répétez ce mouvement de manière dynamique.

Notez ici votre score

Nombre de tours en 5 min : ....

Date : ....

Les résultats

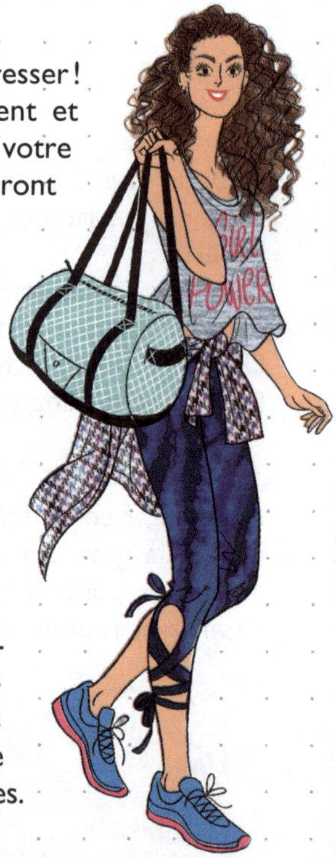

Moins de 4 tours : *vous êtes de niveau « Débutante »*

Ne soyez pas découragée! La bonne nouvelle, c'est que vous allez progresser! Au départ, prenez le temps de bien comprendre chaque mouvement et de le réaliser correctement. Ne placez pas la barre trop haut et allez à votre rythme! Petit à petit, vous allez évoluer vers des séances qui comporteront moins de récupération.

Reportez-vous au « niveau 1 » dans chaque training.

Entre 5 et 7 tours : *vous êtes de niveau « Intermédiaire »*

Vous avez globalement un bon niveau! Cela vous laisse une marge pour progresser sans vous ennuyer. Selon votre forme du jour, vous pourrez vous frotter aux options « warrior » ou réduire les temps de repos entre les différents exercices.

Suivez les conseils et exos recommandés pour le « niveau 2 » lors de vos premiers entraînements HIIT.

Plus de 7 tours : *vous êtes de niveau « Confirmée »*

Félicitations, vous êtes déjà en très bonne condition physique! Vous partez avec une bonne endurance musculaire, ce qui va vous permettre d'aller encore plus loin pour évoluer et vous éclater! Au fil des séances, les options « warrior » sont faites pour vous! Vous voulez ajouter davantage d'intensité? Diminuez les temps de repos entre les exercices et les séries. Rendez-vous directement au « niveau 3 » pour des séances explosives!

Un training progressif

Cet entraînement a été conçu de manière à optimiser votre progression et vos résultats. Commencez à votre niveau et ne vous pressez pas. Souvenez-vous : un corps de rêve ne se construit pas en un jour! Pendant toute la durée de votre programme HIIT, le niveau de difficulté des entraînements se fera en fonction du temps d'effort maximal et du temps de repos : les ratios. Quel que soit le niveau avec lequel vous démarrez, l'intensité des séances augmentera au fil des semaines, avec des plages d'effort plus longues et/ou des plages de repos plus courtes.

Les bonnes postures : do & don't !

À présent que vous connaissez votre niveau, il ne vous reste plus qu'à vous lancer… ou presque. Avant cela, pour être sûre de progresser au mieux et en toute sécurité, apprenez à réaliser les mouvements de base du HIIT sans aucune erreur. N'oubliez pas : les bonnes postures sont la clé d'un entraînement réussi, efficace et sans blessures. Focus sur les exercices incontournables du HIIT…

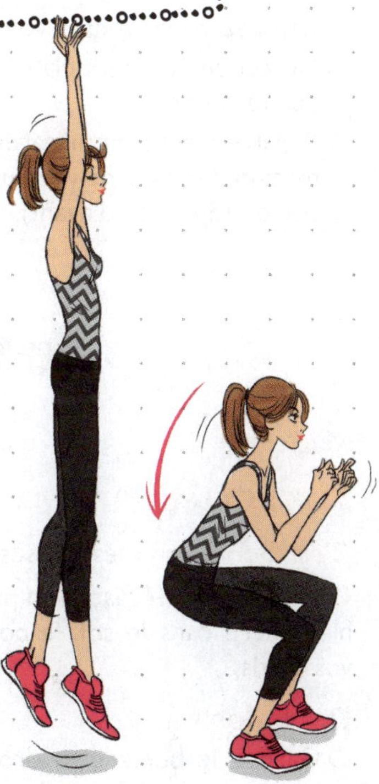

Le squat jump

C'est bon pour : les cuisses, les fessiers.

Comment faire? Debout, pieds parallèles, pointes de pieds orientées vers l'extérieur. Pliez vos genoux en relevant vos fesses vers l'arrière. Descendez jusqu'à ce que vos cuisses soient parallèles au sol.
Expirez et remontez, puis sautez en dépliant vos jambes et recommencez.

Do & don't

- Le dos reste bien droit et plat, la poitrine est toujours «ressortie».
- Cambrez légèrement le bas du dos pour ne pas l'arrondir.
- Pour rester alignée, engagez activement vos abdominaux en aspirant le nombril vers le centre de votre corps.
- Quand vous faites le squat, gardez le poids du corps légèrement sur vos talons, les genoux sont poussés vers l'extérieur.
- Effectuez des mouvements fluides et continus, et gardez les genoux souples (surtout lors de la réception des sauts), pour éviter d'éventuels traumatismes.
- Tenez-vous bien droite pour ne pas pencher le buste vers l'avant lors de la réception et du squat.
- Ne rentrez pas les genoux vers l'intérieur.

La planche

C'est bon pour : les abdos, les muscles du tronc, le centre du corps.

Comment faire? Placez vos coudes sous les épaules, avant-bras sur le sol, en appui sur la pointe de pieds, jambes tendues, la nuque dans le prolongement du dos.

Do & don't

- Faites une planche bien droite : pas de cambrure lombaire, vos fessiers ne doivent pas remonter. Une légère rétroversion du bassin favorisera l'engagement de vos muscles abdominaux et vous évitera des douleurs lombaires.
- Rentrez votre ventre volontairement.
- Descendez vos omoplates, vos épaules doivent rester loin des oreilles pour éviter de créer des tensions.
- Regardez le sol pour garder la nuque bien alignée et éviter de mettre vos cervicales sous tension. Grandissez-vous un peu (tirez légèrement vos talons vers l'arrière et le sommet de votre crâne vers l'avant).

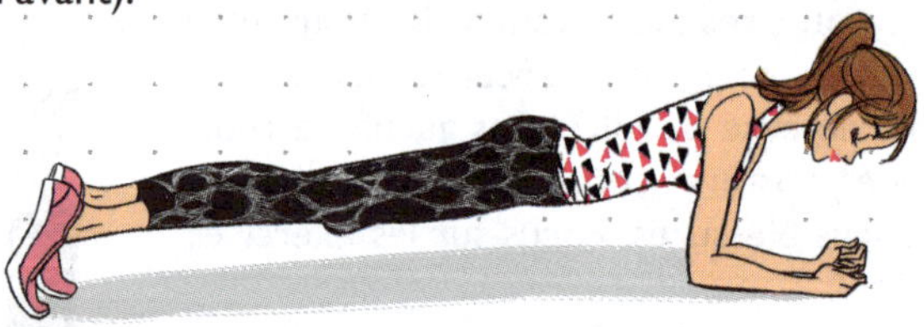

Les fentes sautées

C'est bon pour : les cuisses et les fessiers.

Comment faire? Placez un pied devant l'autre, jambe arrière sur la pointe de pied, pied avant bien ancré dans le sol, le poids du corps réparti sur les deux jambes. Sautez en inversant vos pieds.

Do & don't

- Gardez le buste bien droit, à la verticale, les abdominaux bien serrés pour maintenir votre corps gainé.
- Grandissez-vous pendant tout l'exercice.
- Pour préserver vos rotules, n'avancez pas trop le genou. Il doit être dans l'alignement de la pointe des pieds et ne doit pas la dépasser.

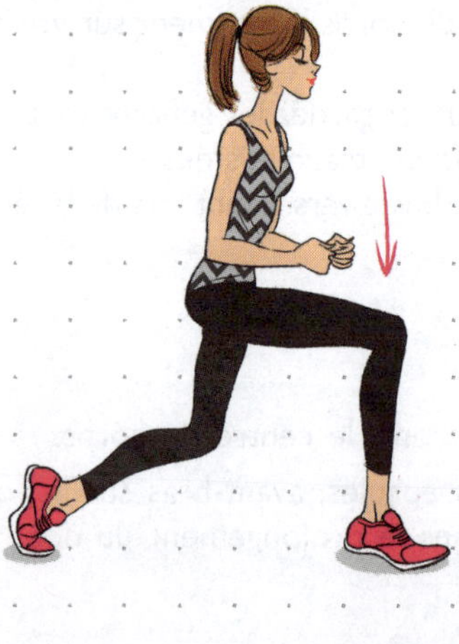
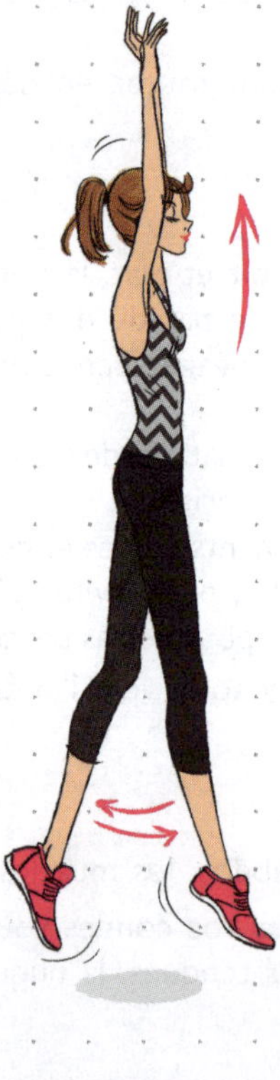
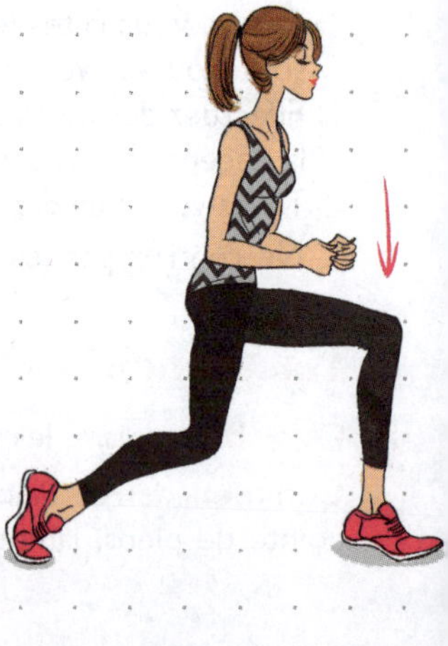

Les burpees

C'est bon pour : l'ensemble du corps, plus le cardio !

Comment faire ? Debout, dos bien droit, accroupissez-vous en plaçant les mains au sol. Projetez les pieds vers l'arrière, pour arriver en position de planche, bras tendus. Faites une pompe, sautez de nouveau en ramenant vos pieds près de vos mains. Redressez-vous, le dos droit, en sautant bras tendus vers le plafond.

Do & don't

- Cet exercice complexe peut occasionner des douleurs au niveau du dos, des poignets et des genoux s'il est mal exécuté. Prenez le temps de décomposer le mouvement, accompagnez la descente au sol pour ne pas générer de chocs aux poignets. Cherchez toujours à allonger votre taille pour éviter d'arrondir le dos.
- Gardez toujours les abdominaux contractés et ne bloquez pas votre respiration !
- Lors du saut final, gardez un maximum de souplesse dans les genoux !

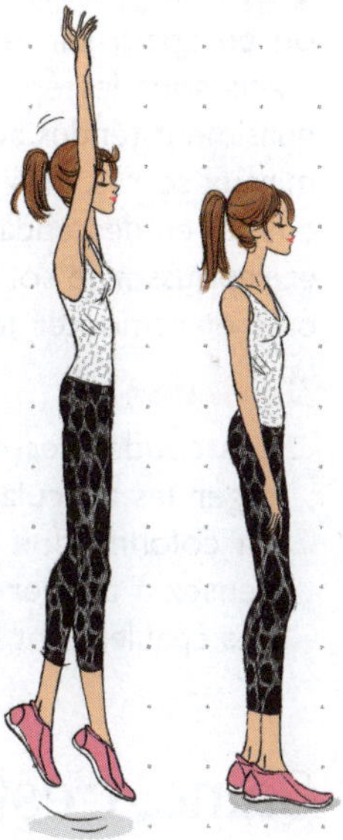

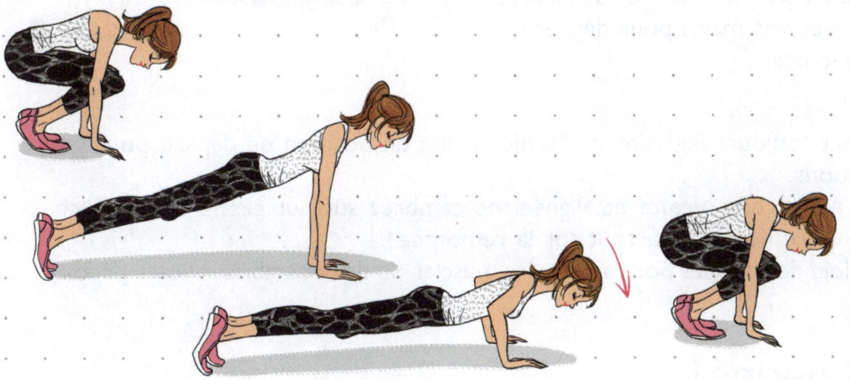

Les mountain climbers

C'est bon pour : les muscles du tronc, du centre du corps et les capacités cardio-respiratoires.

Comment faire ? Placez vos mains au sol, poignets alignés sous les épaules, bras et jambes tendus. Les pieds sont écartés de la largeur des hanches.
Démarrez en position de planche haute. Amenez le genou droit vers le coude droit en gardant les hanches alignées face au sol, puis reposez le pied vers l'arrière et changez de côté.
Accélérez l'exercice pour plus d'intensité ! Les abdominaux restent bien serrés !

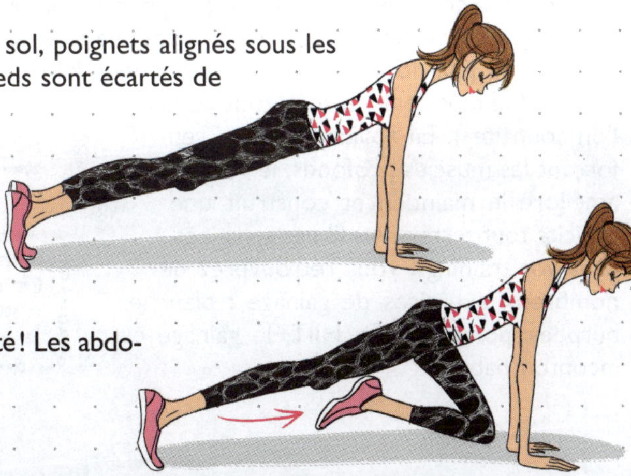

Do & don't

- Veillez à bien garder les hanches basses et le dos droit, la taille est allongée et le dos ne s'arrondit pas.
- Vous devez avoir l'impression que vos tibias frôlent le sol.

Les pompes

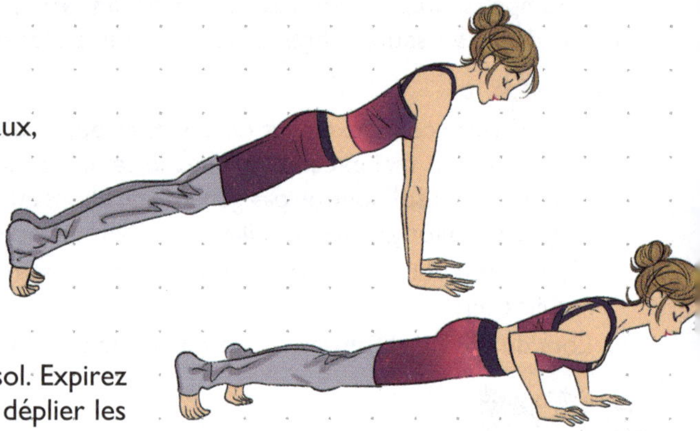

C'est bon pour : les épaules, les pectoraux, les bras, les abdos !

Comment faire ? Sur les genoux ou en appui sur la pointe des pieds, mains sous les épaules, les bras sont quasiment tendus au départ, les abdominaux serrés. Inspirez et fléchissez les coudes en descendant la poitrine vers le sol. Expirez et repoussez le sol avec vos mains pour déplier les bras et remonter le buste.

Do & don't

- Les coudes restent toujours légèrement fléchis, même en position de départ, pour protéger les articulations.
- La colonne doit rester bien droite et alignée, ne cambrez surtout pas le dos. Astuce : pensez à aspirer votre nombril, surtout sur la remontée !
- Les épaules sont loin des oreilles pour activer les muscles du dos et stabiliser votre posture.

Gainé, c'est gagné !

Le gainage, c'est la base ! Il s'agit d'un exercice complet de contraction musculaire isométrique (en statique) qui permet de travailler les muscles profonds du centre du corps : sangle abdominale (pour un ventre ultra plat) et lombaires (pour un dos plus fort). L'exercice de gainage le plus célèbre est « la planche », mais il en existe d'autres (gainage latéral, Superman).

L'objectif ? Tenir une position statique pendant 30, 60 ou 90 s, voire davantage pour les fit-girls les plus aguerries. La tension continue exercée sur les muscles les tonifie et les rend plus forts sans pour autant leur faire prendre du volume (un muscle fin et fort, tout ce que l'on souhaite !). En sollicitant et en renforçant les muscles profonds, le gainage améliore le maintien et construit une tonicité tout terrain. Au fil des semaines, dans vos trainings, vous retrouverez de nombreux exercices de gainage : planche, burpees, pompes… En HIIT, le gainage est incontournable !

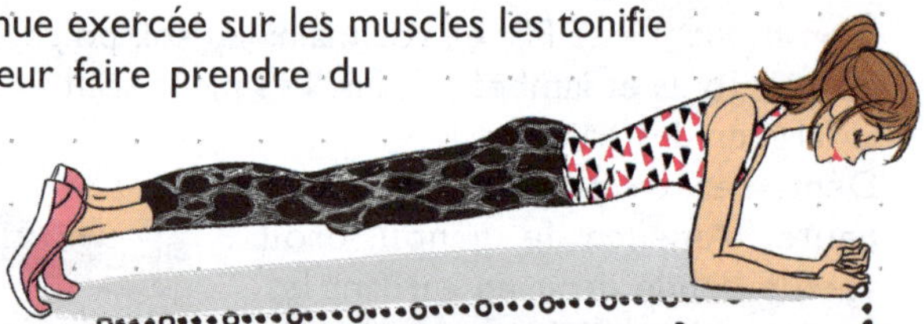

Contraction isométrique, quèsaco ?
C'est une contraction pendant laquelle le muscle reste immobile et sous tension, sans qu'il n'y ait de déplacement articulaire. La longueur du muscle ne change pas.

> **Le tip de Clem**
> «Lorsque vous faites du gainage, avant tout, placez-vous correctement. Une image que j'utilise régulièrement est d'aspirer le nombril vers la colonne, ou imaginer avoir un corset autour de la taille pour favoriser l'engagement du transverse. Et, quel que soit l'exercice de gainage, on pense à se grandir au maximum et à allonger sa taille!»

Les bénéfices du gainage

- Il limite les risques de blessures (vous êtes en position statique)
- Il permet de travailler des muscles en profondeur (pas de risque d'effet gonflette)
- Il booste le métabolisme de base (vous vous musclez)
- Il protège la colonne vertébrale (les muscles qui la soutiennent sont plus forts)
- Il améliore l'équilibre
- Il préserve les articulations (pas d'impact)
- Il vous sculpte un ventre plat!
- Il vous donne un port altier (en renforçant les muscles de la colonne, vous gagnez une posture droite et fière).

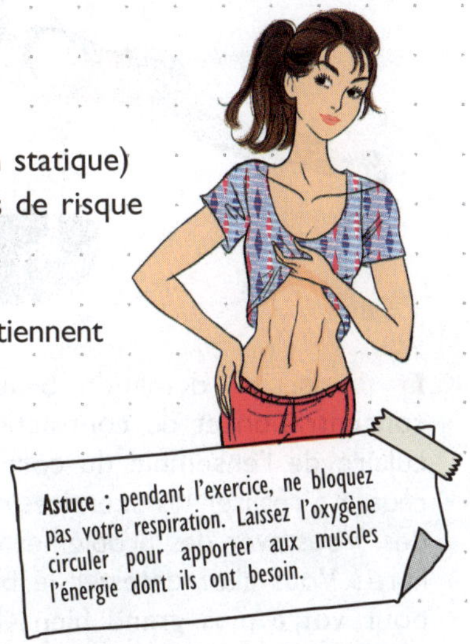
Astuce : pendant l'exercice, ne bloquez pas votre respiration. Laissez l'oxygène circuler pour apporter aux muscles l'énergie dont ils ont besoin.

Quelle différence entre gainage et core training?

Le core training, c'est le renforcement du centre du corps (voir p. 10). C'est une sorte de gainage, mais dynamique puisque les exercices de core training sont principalement des exercices en instabilité ou de résistance (avec élastique ou poulie, par exemple).

Instabilité et équilibre

Travailler en instabilité oblige à engager les muscles stabilisateurs (muscles profonds) pour ne pas perdre l'équilibre. En difficulté, le corps va chercher son centre de gravité et solliciter les abdominaux profonds ainsi que les muscles posturaux profonds du dos, ceux qui servent à protéger la colonne vertébrale. Grâce à l'instabilité, vous vous dessinez une silhouette tonique et musclée. En HIIT, certains exercices, comme la planche latérale, la planche dynamique, mais aussi la patineuse ou les fentes sautées, vous font travailler en équilibre. Les muscles chauffent? C'est bon signe! Pour corser la chose, vous pourrez si vous disposez des bons accessoires utiliser le Bosu®, le Swissball ou encore le TRX® pour certains exercices du programme.

Les accessoires de l'instabilité

- **Le Bosu®** est une demi-sphère avec une face plate et rigide à poser au sol. On le retrouve dans bien des salles de gym. Terriblement instable et efficace, il permet d'améliorer son équilibre et d'affûter sa silhouette. En option warrior, vous pouvez utiliser le Bosu® pour faire vos squats, squats sautés, vos pompes triceps, la planche (avec les coudes posés sur le Bosu®).

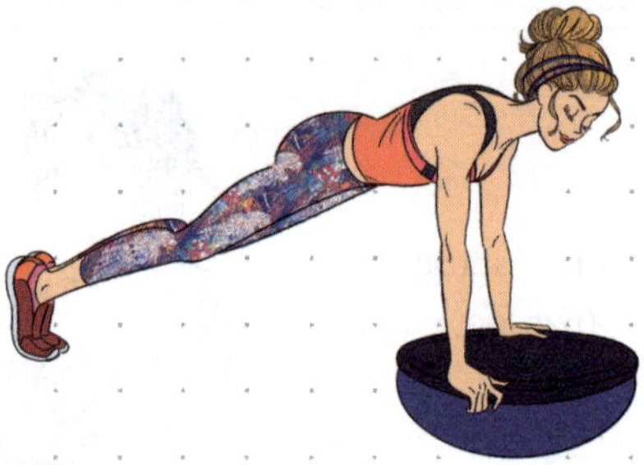
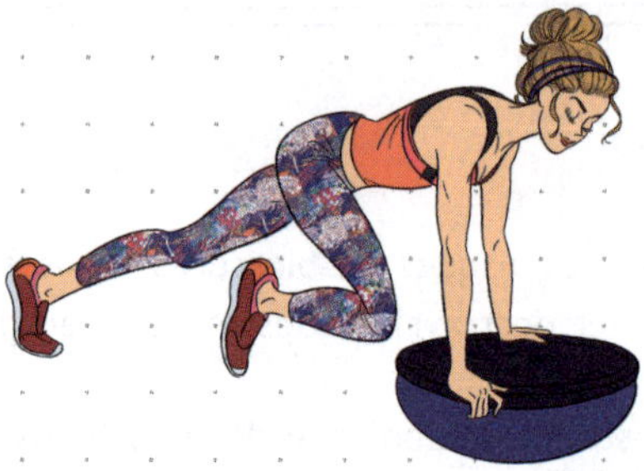

- **Le Swissball** demande beaucoup de concentration et de contraction musculaire de l'ensemble du corps pour réussir à réaliser les exercices demandés. Vous avez des problèmes d'équilibre ? Vous allez détester le ballon… pour votre plus grand bien ! Pendant vos séances de HIIT, si vous disposez d'un ballon, utilisez-le pour réaliser les flexions-extensions, pieds ou tibias sur le ballon, en ramenant les deux genoux ensemble vers les coudes et en gainant sans monter les fesses. Il est efficace aussi pour les dips.

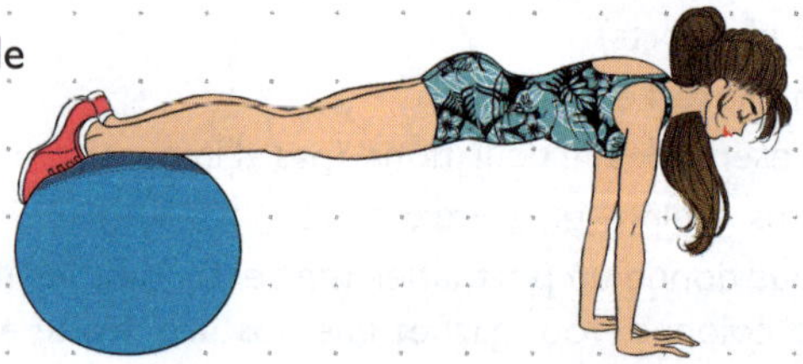
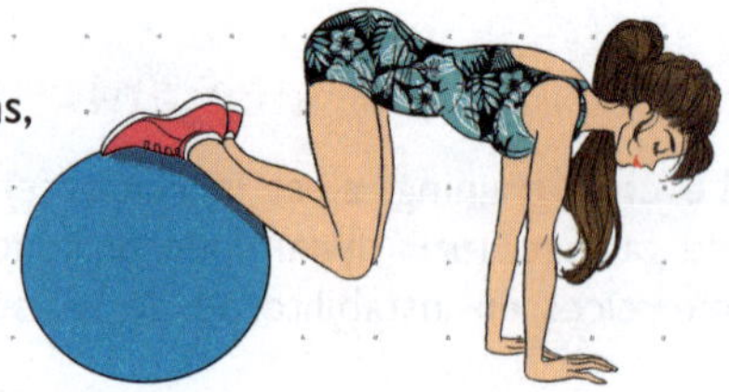

- **Le TRX®** consiste en des sangles de suspension qui vous permettent de travailler en dynamique sur votre posture. Quel que soit l'exercice réalisé, vous engagez vos abdominaux et les muscles de votre dos. Pendant vos séances de HIIT, vous pourrez l'utiliser pour faire la planche, les pieds passés dans les sangles.

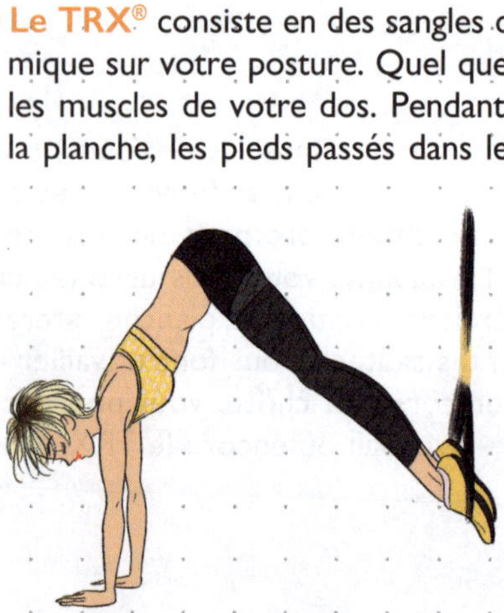

Astuce : pour réaliser vos exercices en instabilité à moindres frais, travaillez sur un matelas gonflable.

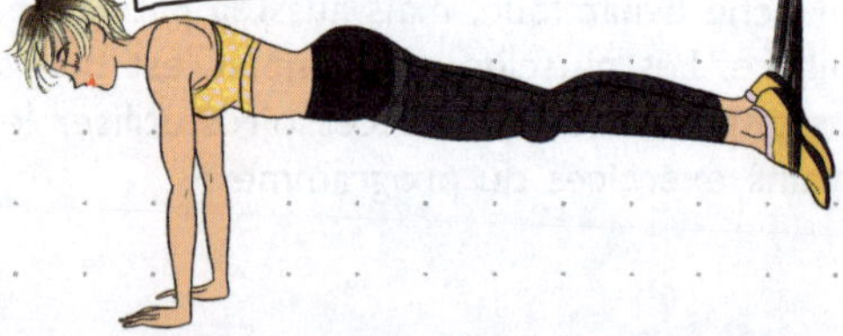

> **Le tip de Clem**
>
> «Je vous conseille de vous tourner vers des exercices sur Swissball, TRX®… une fois seulement que vous maîtrisez bien le gainage "classique". Car de bonnes postures sont la condition de bons résultats!»

Mon 1er HIIT training pour bien démarrer

Et voilà, vous y êtes. C'est parti pour 2 semaines d'initiation au HIIT. Mais, attention, ce n'est pas parce que ces premières séances sont destinées à vous familiariser avec les exos stars du HIIT que vous n'allez pas carburer. Bien au contraire. Tout a été pensé pour que chacune y trouve son compte : renforcement musculaire, travail cardio, effort et dépassement de soi… tout est là pour commencer à dessiner vos muscles et à vous affiner.

Au programme, 3 séances :

- **circuit cardio**
- **training complet**
- **core training**

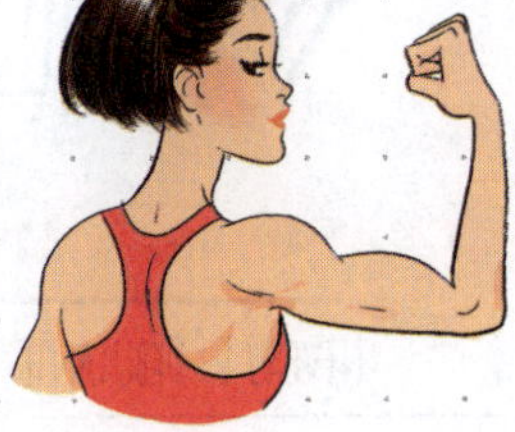

Réalisez une séance 1 jour sur 2 (c'est largement suffisant!) pendant les deux prochaines semaines. Pendant ces 15 jours, vous allez travailler l'ensemble de votre corps, l'occasion de vraiment tester votre résistance et de cibler vos objectifs musculaires. Pour bien démarrer, commencez par repérer le ratio qui vous correspond. À vous de jouer!

Exemple de trainings sur 2 semaines

	LUNDI	MARDI	MERCREDI	JEUDI	VENDREDI	SAMEDI	DIMANCHE
SEMAINE 1	**HIIT circuit cardio**	*Récup' (marche rapide)*	**HIIT training complet**	*Récup' (running)*	**HIIT core training**	*Récup' (marche rapide)*	*Récup' (yoga, stretching)*

	LUNDI	MARDI	MERCREDI	JEUDI	VENDREDI	SAMEDI	DIMANCHE
SEMAINE 2	**HIIT circuit cardio**	*Récup' (running)*	**HIIT training complet**	*Récup' (marche rapide)*	**HIIT core training**	*Récup' (marche rapide)*	*Récup' (yoga, stretching)*

Il s'agit bien sûr d'une proposition d'organisation. À vous de caler vos séances comme vous le voulez. L'important est de réaliser chacune d'elles 1 fois par semaine et de bien respecter une journée de repos entre chaque entraînement HIIT.

Les pauses entre les tours : la clé de mon training

Respectez bien les temps de récupération entre chaque exercice et chaque tour.
Le temps indiqué dans le tableau ci-dessous est le temps de récupération entre chaque exercice. Il permet de moduler l'intensité de votre entraînement. Quand vous aurez réalisé tous les exercices une fois, vous pourrez être fière de vous : vous aurez effectué un tour complet. Vous avez alors une nouvelle pause un peu plus longue, indispensable pour repartir de plus belle et réaliser une série vraiment intense. Un temps de pause écourté et vous risquez de ne pas pouvoir vous donner au maximum sur l'exercice ou la série suivante.

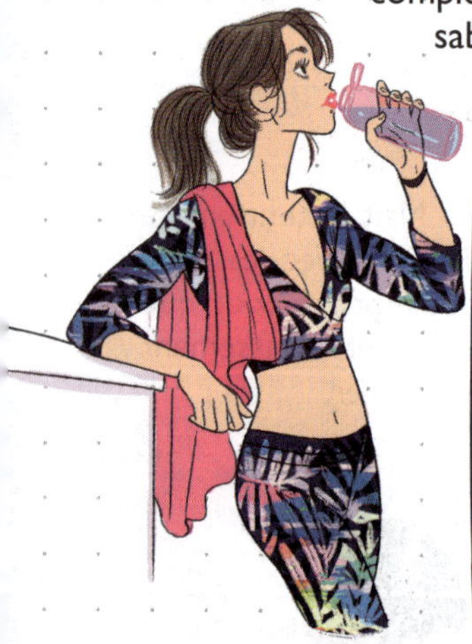

Le tip de Clem

« Profitez des temps de pause pour :

- marcher, secouer vos bras, vos jambes, s'ils viennent d'être sollicités, et réoxygéner vos muscles. Ne vous asseyez pas !
- boire par petites gorgées, pour rester hydratée ! N'attendez pas d'avoir soif, cela pourrait nuire à vos performances ;
- bien souffler pour abaisser votre fréquence cardiaque. »

À chaque niveau son effort

Niveau 1 : Débutante	Niveau 2 : Intermédiaire	Niveau 3 : Confirmée
15 s d'effort/30 s de repos Réalisez 3 tours	30 s d'effort/30 s de repos Réalisez 3 tours	30 s d'effort/15 s de repos Réalisez 3 tours
Pour chaque niveau : 1 min 30 de récup' entre les tours		

Par exemple, une débutante effectuera des squats durant 15 s suivies de 30 s de repos + 15 s de montées de genoux + 30 s de repos + 15 s de gainage + 30 s de repos.
À la fin des 5 exercices, elle fait une pause d'1 min 30 avant de repartir pour un nouveau round !

Je commence par bien m'échauffer

Une bonne séance commence par un bon échauffement ! C'est d'autant plus vrai avec le HIIT qui demande un effort intense à l'organisme. Ne vous lancez jamais dans une séance sans vous échauffer. Il serait dommage de vous priver des nombreux bienfaits du warm-up :

- il réveille vos muscles et vos articulations en douceur ;
- il fait grimper progressivement le rythme cardiaque ;
- il prépare le cœur à l'effort qui l'attend ;
- il limite les risques de blessures pendant le workout.

Astuce : un bon échauffement se caractérise par une hausse du rythme cardiaque et une légère sudation.

Un bon échauffement inclut un travail cardio-vasculaire, une mobilisation articulaire et une préparation musculaire. Enchaînez donc ces 3 types d'échauffement et vous serez prête à travailler !

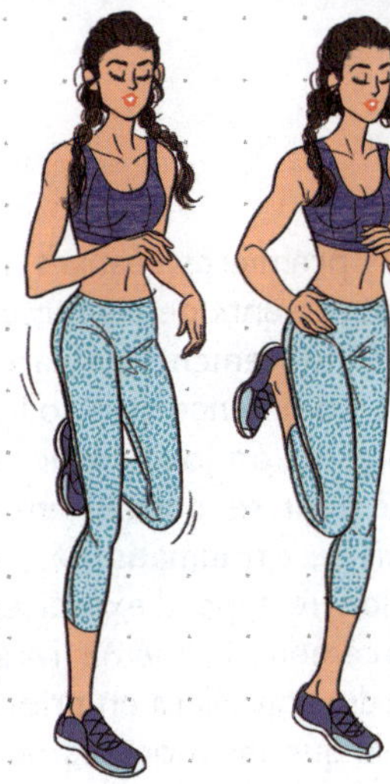

Mon échauffement cardio-vasculaire

Comment faire ? 5 min de course sur place à faible intensité pour faire grimper doucement votre température corporelle, stimuler vos capacités cardio-respiratoires et apporter à vos muscles l'oxygène nécessaire à l'effort physique qui va suivre.

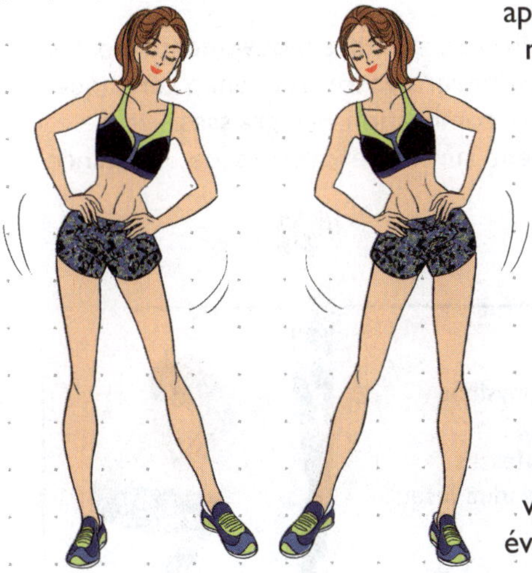

Mon échauffement articulaire

Comment faire ? Faites des rotations avec vos poignets, vos chevilles, vos bras, votre bassin et vos chevilles, pendant 2 à 3 min. C'est l'une des étapes les plus importantes de l'échauffement, car ces exercices permettent d'apporter du liquide synovial, ou synovie, un lubrifiant naturel, dans vos articulations qui va favoriser leur amplitude et leur mobilité. La clé pour éviter de se blesser !

Mon échauffement musculaire

Comment faire ? 10 squats (travail du bas du corps), 5 pompes genoux (haut du corps), 10 jumping jacks (cardio). Reportez-vous p. 42 pour le détail des exos.

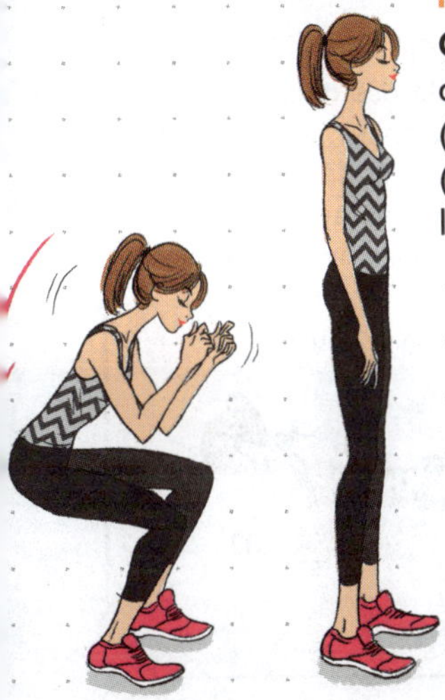

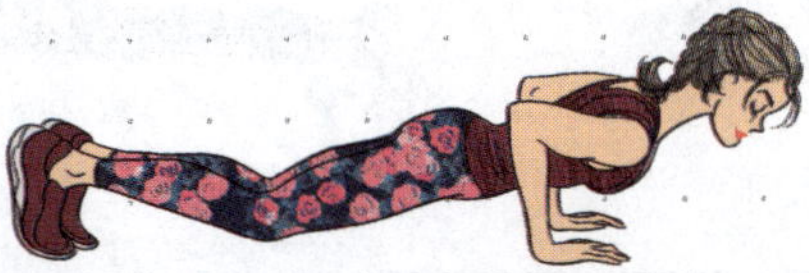

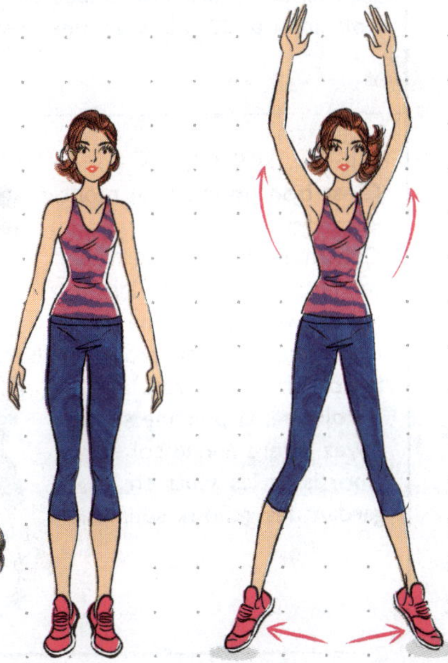

Mon 1er circuit : cardio

Ces premières séances alternent toutes des mouvements de renforcement musculaire et des mouvements de cardio.
On commence par solliciter l'ensemble du corps et on joue sur les différences d'intensité pour se mettre dans le bain rapidement, sans se « traumatiser ».
Selon le type d'exercice, vous n'aurez pas forcément le même ressenti : un exercice cardio travaillera en priorité vos capacités cardio-respiratoires, avec des mouvements rapides (tels que les montées de genoux). Ce type d'exercice stimulera votre fréquence cardiaque, améliorera l'oxygénation de vos muscles et favorisera la combustion des graisses.
Un exercice de renforcement musculaire mettra l'accent sur votre capacité de résistance musculaire face à l'effort.

Mon niveau : .... (voir ci-dessus) soit .... d'effort/.......... de repos
Je réalise 3 tours avec 1 min 30 de récup' entre les tours.

Durée de la séance : selon mon niveau, entre 15 et 20 min, hors échauffement et retour au calme.

1. Les squats

C'est bon pour : les cuisses, les fessiers et la condition physique générale !
Comment faire ? Debout, pliez vos jambes et relevez les fesses comme si vous vouliez vous asseoir sur une chaise. Descendez jusqu'à ce que vos cuisses soient parallèles au sol.
Expirez et dépliez vos jambes en gardant le dos droit.
Voir aussi p. 35, « Les bonnes postures : do & don't ».

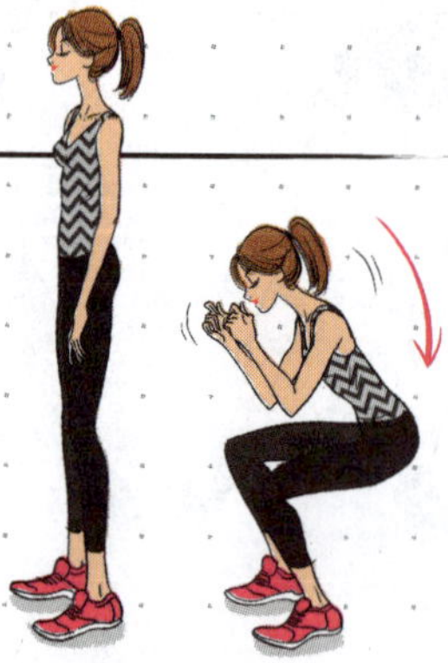

2. Les montées de genoux

C'est bon pour : faire monter le cardio !
Comment faire ? « Sprintez » sur place en montant les genoux vers la poitrine. Gardez le dos bien droit, le nombril aspiré vers la colonne, la poitrine sortie. Soyez légère sur le sol et amortissez les sauts en gardant les genoux souples.

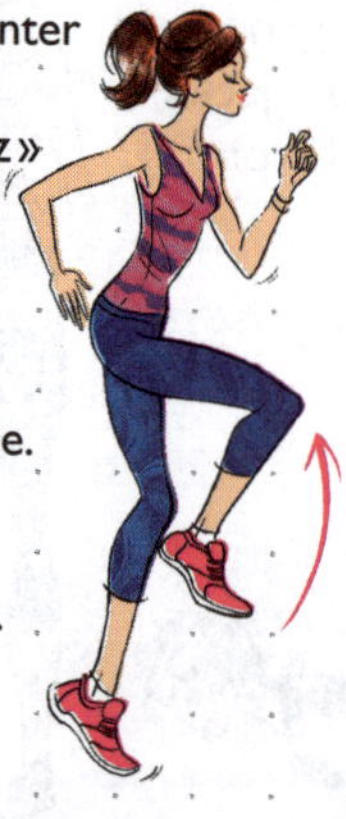

3. Le gainage en planche

C'est bon pour : l'ensemble des muscles du centre du corps, en particulier les abdominaux !
Comment faire ? Placez vos coudes sous les épaules, avant-bras sur le sol, en appui sur la pointe de pieds, jambes tendues, la nuque dans le prolongement du dos.
Voir aussi p. 35, « Les bonnes postures : do & don't ».

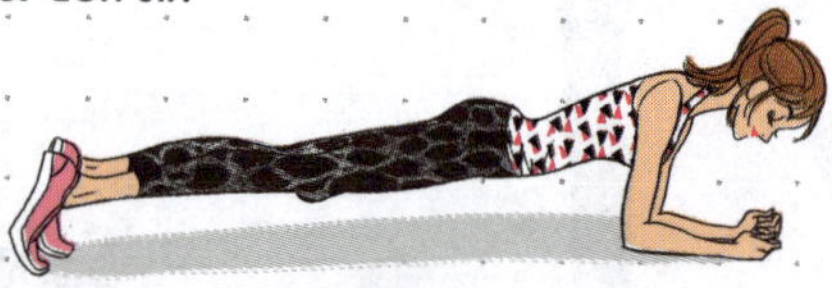

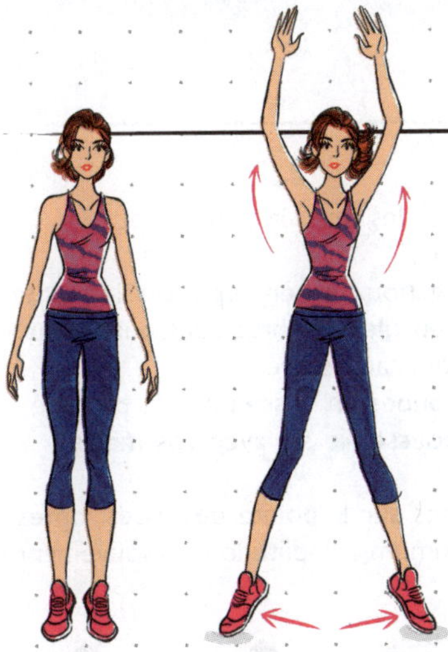

4. Les jumping jacks

C'est bon pour : le cardio.
Comment faire? Démarrez les bras le long du corps, abdominaux serrés.
Écartez les jambes de chaque côté en sautant; les bras remontent en même temps au-dessus de la tête. Resserrez les jambes lors d'un deuxième saut pour revenir en position de départ, en descendant les bras.
Pensez à amortir votre premier saut en posant les talons au sol, et non uniquement les pointes de pied!
Gardez les genoux souples et répétez ce mouvement de manière dynamique.
Voir aussi p. 34.

5. Les fentes avant alternées

C'est bon pour : les cuisses et les fessiers.
Comment faire? Debout, pieds écartés de la largeur du bassin, poitrine bombée, mains sur les hanches ou le long du corps, abdominaux serrés. Faites un grand pas en avant en pliant les deux jambes simultanément. Maintenez le tibia avant droit et le buste aussi vertical que possible! Poussez sur le talon du pied avant pour remonter et changez de jambe sans temps de pause.

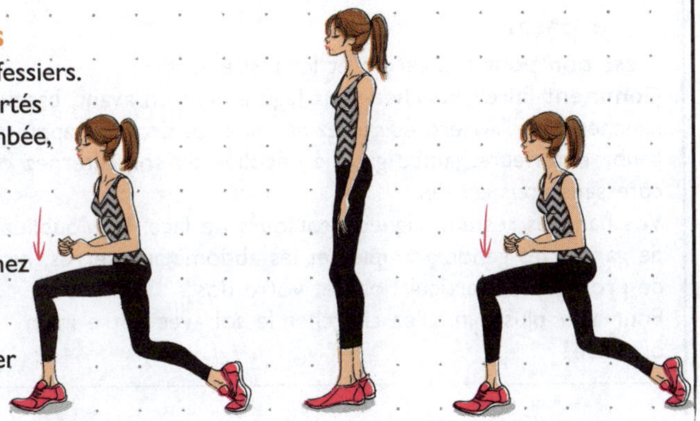

Mon 2e circuit : training complet

Vous allez à présent progresser au niveau des capacités cardio-respiratoires, avec un exercice de cardio supplémentaire (3 au lieu de 2) dans ce circuit. Chaque exercice de cardio est entrecoupé d'un exercice de renforcement musculaire, soit en dynamique, soit en statique. Le but? Récupérer son souffle de façon dynamique.

1. Le speed feet

C'est bon pour : faire monter le rythme cardiaque et brûler un max de calories!
Comment faire? Debout, pieds joints, genoux fléchis. Faites de petits pas sur le sol le plus vite possible, en écartant un pied puis l'autre, puis en ramenant un pied, puis l'autre au centre.
Imaginez une course autour d'une échelle.

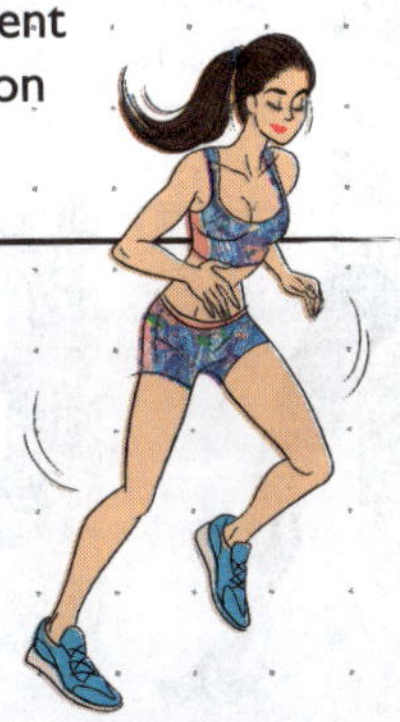

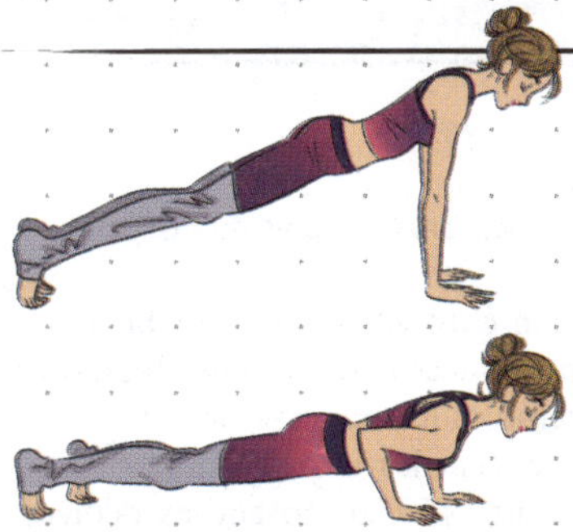

2. Les pompes

C'est bon pour : renforcer les bras, la poitrine et l'ensemble du haut du corps !

Comment faire ? Sur les genoux ou en appui sur la pointe des pieds, mains sous les épaules, les bras sont quasiment tendus au départ, les abdominaux serrés.

Inspirez et fléchissez les coudes en descendant la poitrine vers le sol. Expirez et repoussez le sol avec vos mains pour déplier les bras.

L'option easy : si vous n'arrivez pas encore à faire des pompes sur la pointe des pieds, optez pour un appui sur les genoux. L'objectif est de garder au maximum l'amplitude du mouvement et de pouvoir enchaîner rapidement !

Voir aussi p. 38, « Les bonnes postures : do & don't ».

3. La patineuse

C'est bon pour : le cardio et les fessiers.

Comment faire ? Penchez-vous légèrement en avant, basculez les hanches vers l'arrière et sautez sur le côté droit en appui sur la jambe extérieure, jambe gauche décollée du sol. Alternez chaque côté sans vous arrêter.

Vos hanches restent alignées, toujours de face. Et n'oubliez pas de garder les genoux souples et les abdominaux serrés, histoire de protéger vos articulations et votre dos !

Pour aller plus loin, allez chercher le sol avec votre main opposée !

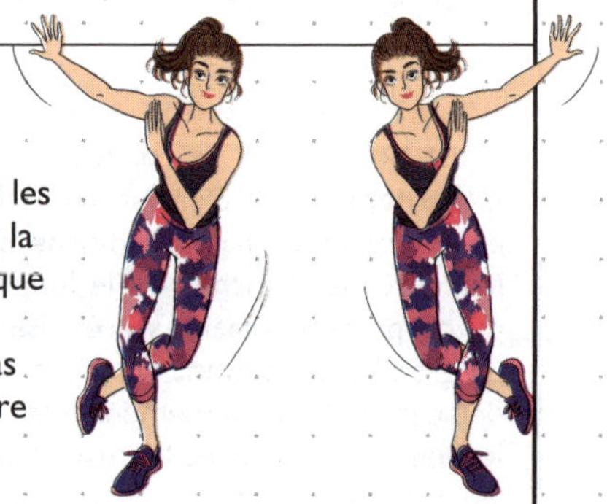

4. La chaise

C'est bon pour : le renforcement des quadriceps, muscles de l'avant des cuisses.

Comment faire ? Appuyez-vous dos contre le mur et descendez jusqu'à ce que les genoux soient à la hauteur des fesses, comme si vous étiez assise sur une chaise. Gardez la position sans décoller les talons du sol, les mains le long du corps !

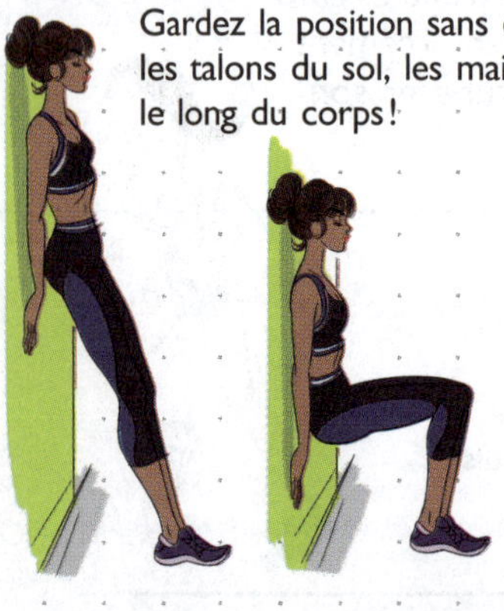

5. Les mountain climbers

C'est bon pour : le cardio et le travail des muscles abdominaux.

Comment faire ? Démarrez en position de planche haute. Amenez le genou droit vers le coude droit en gardant les hanches alignées face au sol, puis reposez le pied vers l'arrière et changez de côté. Accélérez l'exercice pour plus d'intensité ! Les abdominaux restent bien serrés !

Voir aussi p. 37, « Les bonnes postures : do & don't ».

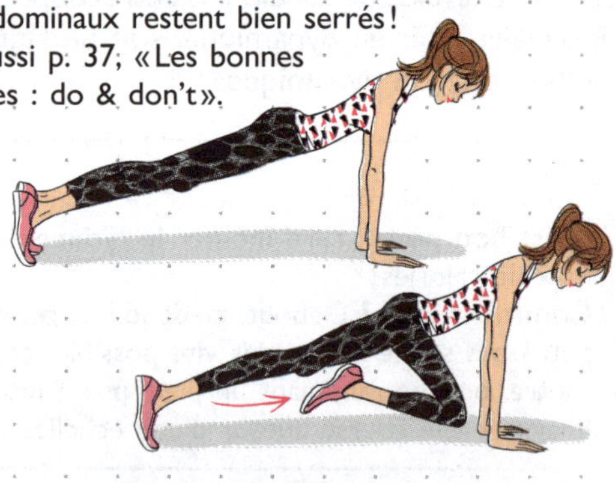

Mon 3e circuit : core training

Sur ce circuit, on mise sur des exercices un peu plus complexes, plus exigeants au niveau de la posture à tenir. Chaque exercice de cardio étant très physique, vous allez les alterner avec des exercices en isométrie (en statique) ce qui vous aidera à récupérer niveau souffle. Les exercices de gainage eux, sont là pour renforcer l'action des obliques et dessiner vos abdos.

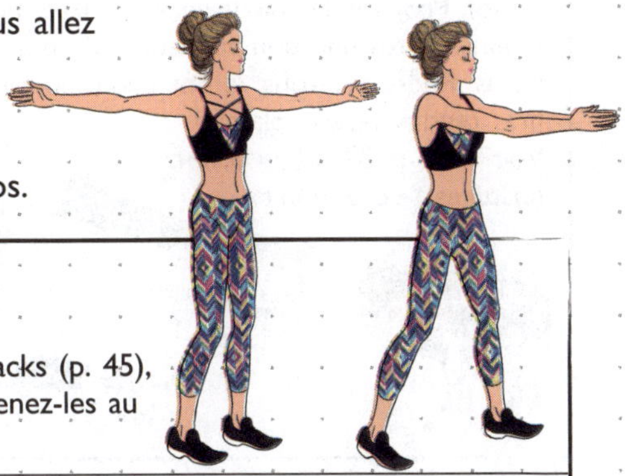

1. Les seal jacks

C'est bon pour : le cardio.
Comment faire? Même mouvement que les jumping jacks (p. 45), mais démarrez les bras écartés sur les côtés, puis ramenez-les au centre en sautant.

2. Le gainage latéral gauche

C'est bon pour : la sangle abdominale.
Comment faire? Allongée sur le côté, coude sous l'épaule, en appui sur l'avant-bras. Décollez les hanches du sol. Seuls l'avant-bras et les chevilles sont en contact avec le sol. Veillez bien à aligner tout le corps : cheville, genou, hanche, épaule. Contractez la sangle abdominale, «aspirez» le nombril vers la colonne en respirant calmement.
L'option easy : posez les genoux au sol (la hanche est toujours en direction du plafond).

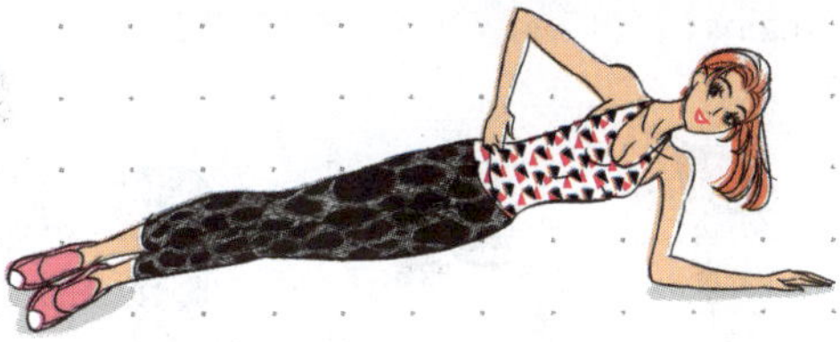

3. Les squats jump

C'est bon pour : les cuisses, les fessiers et la condition physique générale!
Comment faire? Debout, pliez vos genoux et relevez les fesses comme si vous vouliez vous asseoir sur une chaise. Descendez jusqu'à ce que vos cuisses soient parallèles au sol. Expirez et remontez vers le plafond, sautez en dépliant vos jambes et recommencez. Voir aussi p. 35, «Les bonnes postures : do & don't».

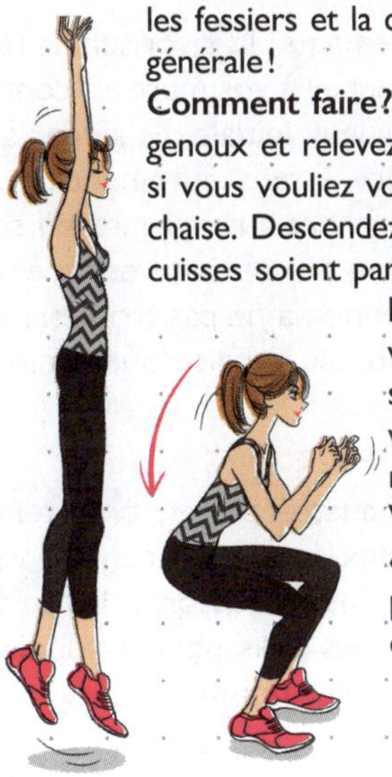

4. Le gainage latéral droit

C'est bon pour : la sangle abdominale.
Comment faire?
Les consignes sont les mêmes que pour le côté gauche!

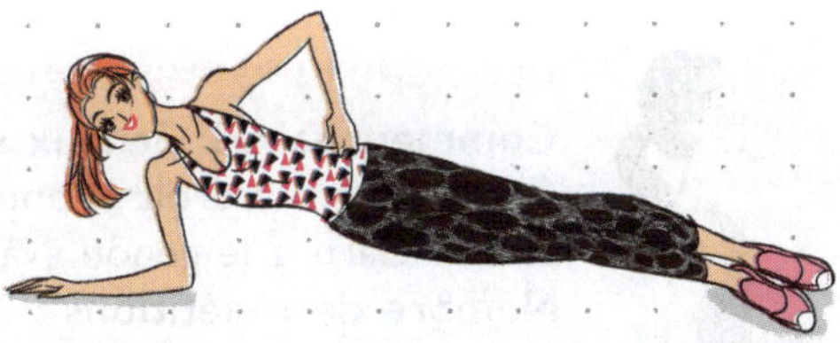

5. Les burpees

C'est bon pour : le cardio, bien entendu !

Comment faire ? Debout, dos bien droit, accroupissez-vous en plaçant les mains au sol. Projetez les pieds vers l'arrière, pour arriver en position de planche, bras tendus. Faites une pompe, sautez de nouveau en ramenant vos pieds près de vos mains. Redressez-vous, le dos droit, en sautant bras tendus vers le plafond.

Voir aussi p. 37, « Les bonnes postures : do & don't ».

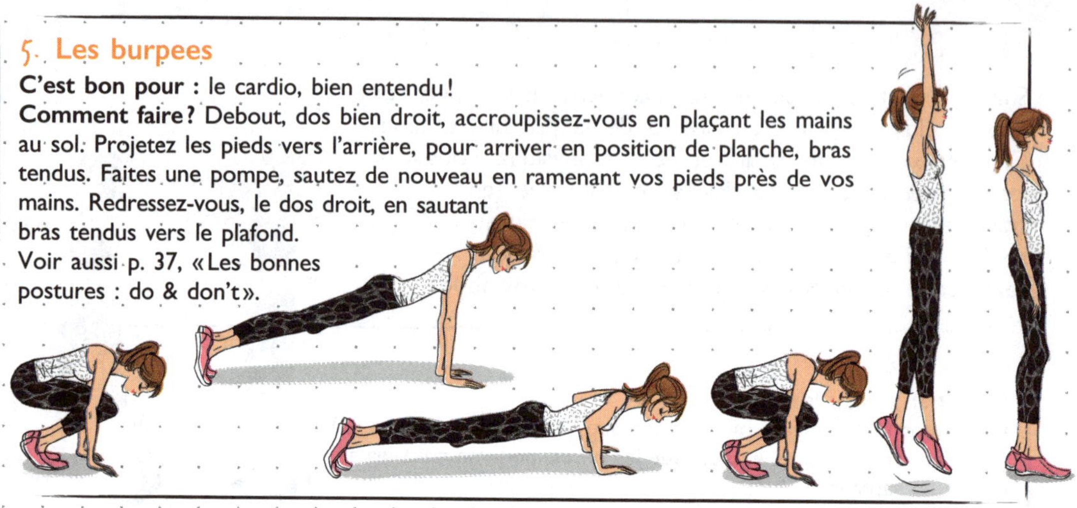

Retour au calme avec les étirements

Ne zappez pas les étirements ! Ils favorisent la récupération et permettent de redonner à vos muscles, contractés pendant l'effort, leur longueur initiale. Ils aident à conserver la souplesse musculaire – sans étirements, vous risquez des raideurs. Ils vous feront aussi gagner en souplesse et diminueront la sensation de courbatures après une séance très intense. Mais attention à ne pas trop forcer non plus, l'étirement doit être doux, jamais douloureux.

> **Le tip de Clem**
>
> « Juste après votre séance, faites 5 min d'étirements légers. Réalisez chaque mouvement 15 s maximum et passez à l'étirement suivant, histoire de ne pas trop tirer sur un muscle qui a été bien sollicité. Et pensez à bien respirer lors de chaque mouvement. »

Étirement du dos à genoux

Comment faire ? À quatre pattes, bras tendus, mains sous les épaules, genoux sous les hanches. Inspirez et creusez le dos en faisant ressortir les fesses. Expirez, poussez dans les bras pour arrondir le dos le plus haut possible, nombril aspiré vers le haut.

Nombre de répétitions : 3.

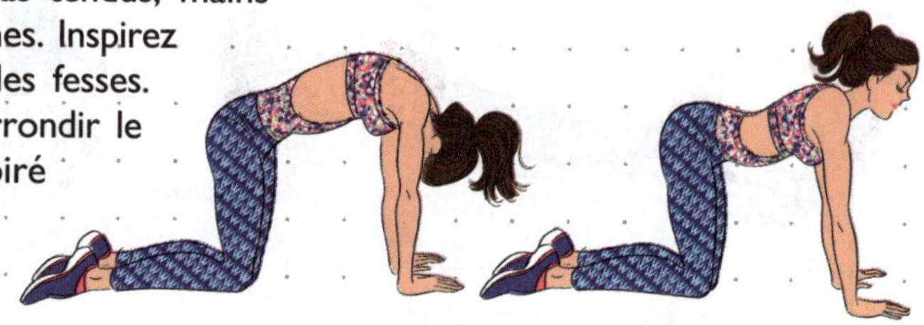

Étirement du psoas à genoux

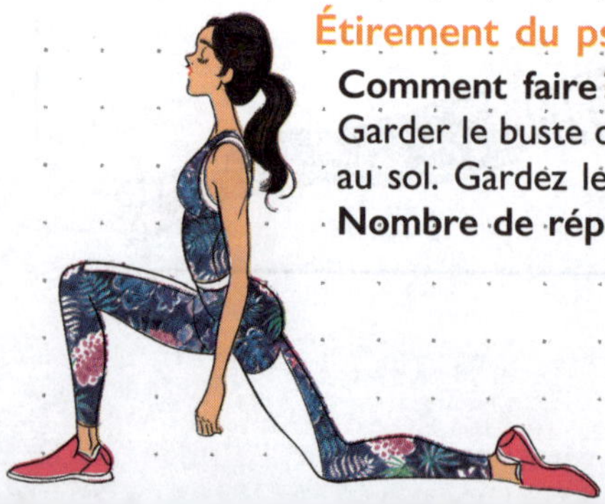

Comment faire ? Genoux sur le sol, avancez un pied loin vers l'avant. Garder le buste droit et poussez le bassin vers le sol, pied arrière relâché au sol. Gardez le genou avant aligné sous la cheville.

Nombre de répétitions : 2 de chaque côté, pendant 15 s maximum.

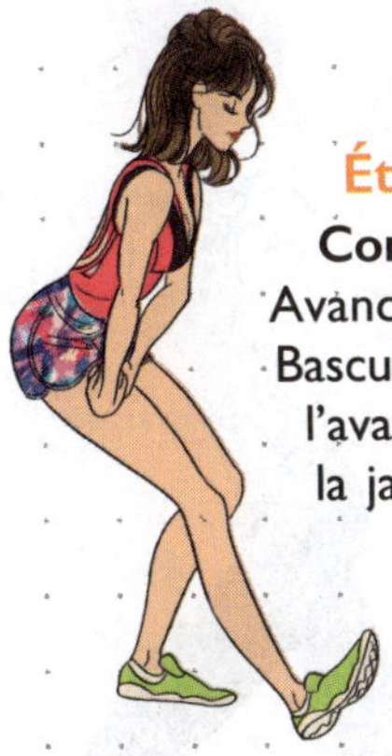

Étirement des ischio-jambiers debout

Comment faire ? Debout, pieds dans la largeur du bassin. Avancez le pied droit, talon dans le sol, orteils fléchis. Basculez les fessiers vers l'arrière et le buste vers l'avant en expirant, les deux mains en appui sur la jambe fléchie. Changez de jambe.

Nombre de répétitions : 2 de chaque côté.

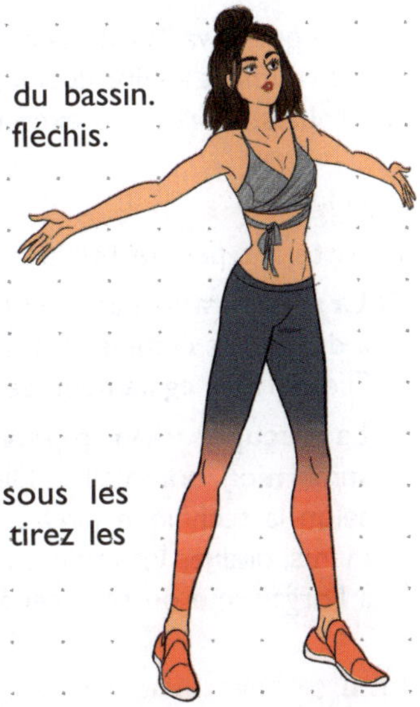

Étirement de la poitrine debout

Comment faire ? Debout, talons alignés sous les hanches. Inspirez et ouvrez les bras à l'horizontal. Expirez et tirez les bras vers l'arrière en ouvrant la poitrine.

Nombre de répétitions : 2.

Ma récupération post-training

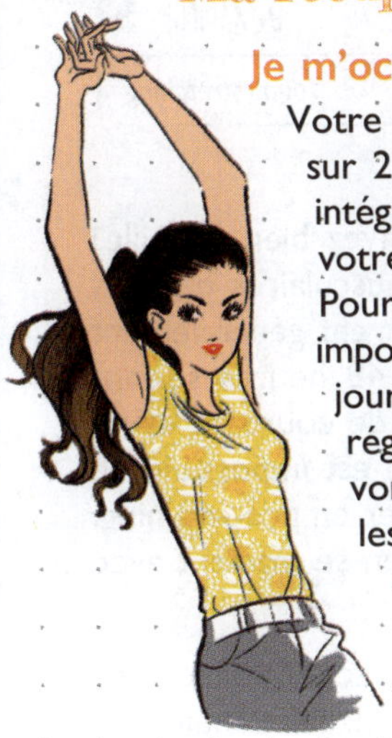

Je m'octroie un jour de repos sur deux

Votre training est constitué de 3 séances hebdomadaires, à réaliser 1 jour sur 2. Ne négligez pas les jours de récupération. La récupération fait partie intégrante de votre programme d'entraînement, c'est une composante clé de votre succès (voir planning p. 41).

Pour que votre training HIIT soit efficace, vous devrez vous donner à 200 % : impossible d'atteindre un tel niveau d'exigence si vous ne respectez pas les jours de repos. Après une sollicitation importante, le corps a besoin de se régénérer. C'est pendant les jours off que vos muscles lésés pendant l'effort vont pouvoir se reconstituer et se renforcer. En phase de récupération, les muscles et les articulations se restructurent, l'organisme élimine les déchets liés à l'effort, reforme ses réserves énergétiques. La récupération (active ou passive) conditionne la qualité de vos entraînements et votre progression. Pas question de vous refuser ce repos salvateur ! À noter, la récup' est globale : elle intègre le repos, l'alimentation, la réhydratation, le sommeil, les massages.

Je peux varier les plaisirs

Vous êtes du genre hyper active et avez besoin de bouger tous les jours ? Pas de problème ! Profitez de vos jours off pour essayer d'autres activités et varier les plaisirs ! Pourquoi ne pas vous lancer dans un petit run ? Si vous avez besoin de préserver un peu vos articulations, essayez-vous à la natation, c'est un excellent complément. Vous pouvez également vous détendre en faisant des séances de stretching, de yoga ou de Pilates. Vous êtes libre de choisir l'activité que vous voulez pratiquer les jours off. **Veillez simplement à ne pas solliciter les mêmes groupes musculaires 2 jours de suite.** Par exemple, si vous avez fait une séance qui travaillait le haut du corps, sur votre jour de repos, si vous tenez vraiment à faire quelque chose, optez pour de la marche rapide, des squats… bref, des exercices qui ciblent plutôt le bas du corps.

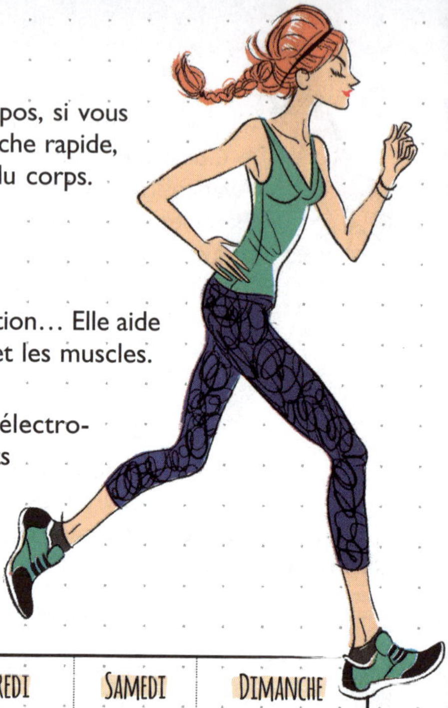

Passive ou active, à chacune sa récupération !

Il existe 2 types de récupération.

- **La récupération active :** footing lent, marche, vélo, natation… Elle aide à drainer et éliminer les déchets présents dans le sang et les muscles. Elle permet également de limiter les courbatures.
- **La récupération passive :** massages, étirements, électro-stimulation, sommeil… Elle aura des bénéfices différents selon la technique (limiter les raideurs avec les étirements, drainer les toxines avec les massages, permettre à l'organisme de se régénérer avec le sommeil)…

Mon programme « jours off » (récupération)

LUNDI	MARDI	MERCREDI	JEUDI	VENDREDI	SAMEDI	DIMANCHE
Marche rapide	HIIT	*Running*	HIIT	*Marche active*	HIIT	*Yoga, stretching*

Je me masse en cas de courbatures…

Vous avez des courbatures ? Excellente nouvelle, cela signifie que vous avez bien travaillé ! Les courbatures sont en effet dues à des micro-déchirures des fibres musculaires qui surviennent lors d'un effort intense et/ou inhabituel. Elles durent généralement quelques jours avec un pic d'intensité dans les 24 à 48 heures suivant l'effort, mais ne sont pas systématiques. Ne pas avoir de courbatures ne signifie pas que vous avez mal (ou pas) travaillé ! S'il est impossible de prévoir les courbatures, il est possible de les soulager en post-training, en étirant légèrement les muscles un peu raides, en se massant avec un foam roller…

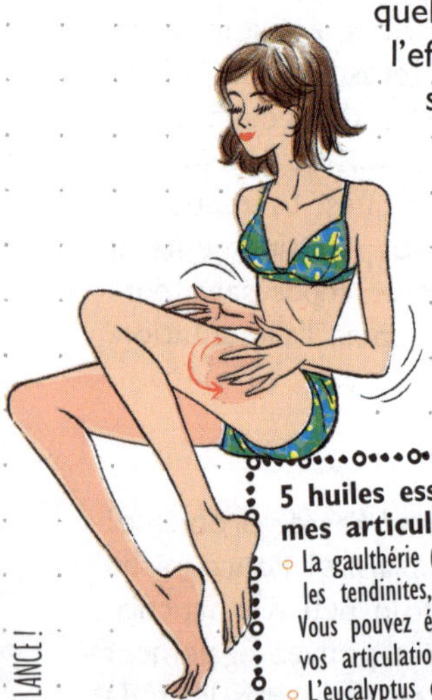

L'automassage (et le massage) est bon pour évacuer les toxines accumulées pendant l'effort, augmenter l'afflux sanguin, réduire les douleurs musculaires, garder souple le muscle qui se durcit et se rétracte pendant les séances. On se masse après le workout si les muscles ne sont pas douloureux, sinon le lendemain. Les rouleaux en mousse (Trigger Point Grid) sont ultra pratiques pour se masser facilement. Et si vous n'êtes pas hyper sensible, essayez l'électrostimulation.

5 huiles essentielles pour soulager mes articulations et mes muscles

- La gaulthérie (*Gaultheria procumbens*) : HE star pour soulager les tendinites, les crampes et courbatures.

Vous pouvez également utiliser les HE suivantes pour apaiser vos articulations et douleurs musculaires :

- L'eucalyptus citronné (*Eucalyptus citriodora*)
- Le genièvre (ou genévrier commun, *Juniperus communis*)
- Le katrafay (*Cedrelopsis grevei*)
- Le lavandin (*Lavandula burnatii*)

Step by step : l'automassage des jambes par Valérie Perrève, masseuse chez Weleda

Assise confortablement, posez un pied sur votre jambe opposée. À l'aide d'une huile de massage (arnica), massez autour des chevilles en appuyant avec les pouces. Un geste indispensable si vous avez les jambes lourdes ! N'oubliez pas les talons d'Achille, qui stockent beaucoup de toxines lorsqu'ils sont beaucoup sollicités au cours de séances à forts impacts. Les masser va également leur redonner de la souplesse.

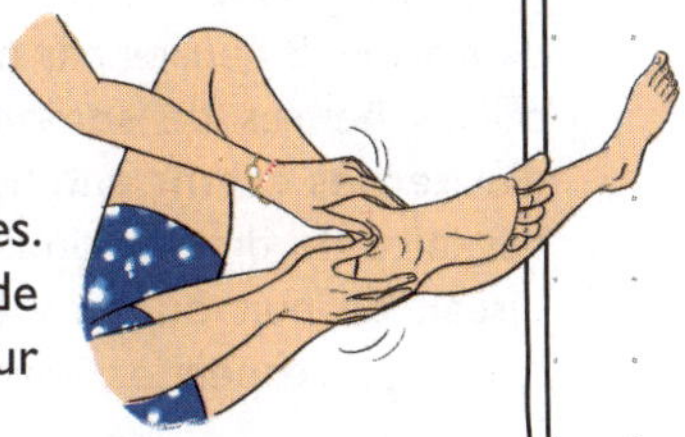

Le pied posé sur une table basse, massez les mollets de bas en haut pour stimuler la circulation sanguine et évacuer les toxines. Faire des « percussions », des sortes de petits coups de poing, de bas en haut, pour bien « ballotter » le mollet et relancer le retour veineux tout en assouplissant le muscle.

Les huiles essentielles de la HIIT girl

En cas de courbatures, douleurs articulaires, musculaires, l'aromathérapie vous fera le plus grand bien ! Hautement concentrées en molécules actives, les huiles essentielles (HE) constituent, depuis la nuit des temps, de puissants remèdes contre les maux du sport et du quotidien.

Pour vous soulager, appliquez localement, en massages ou en frictions, votre HE mélangée à une huile végétale (de coco, d'amande douce). Sauf mention contraire, n'appliquez pas d'huile essentielle pure sur votre peau.

Par mesure de précaution, réalisez un test d'allergie sur une petite zone avant de vous masser entièrement avec votre mélange à base d'huile essentielle.

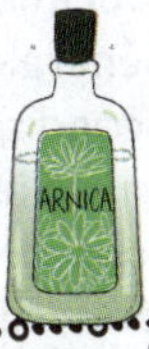

Le bon dosage pour un massage ? 15 gouttes d'huile essentielle dans 3 c. à s. d'huile végétale (par exemple d'arnica).

Zoom sur l'huile végétale d'arnica

Très prisée des sportives, l'huile végétale d'arnica, connue pour ses vertus anti-inflammatoires et analgésiques, soulage aussi bien les muscles douloureux que les articulations en souffrance.

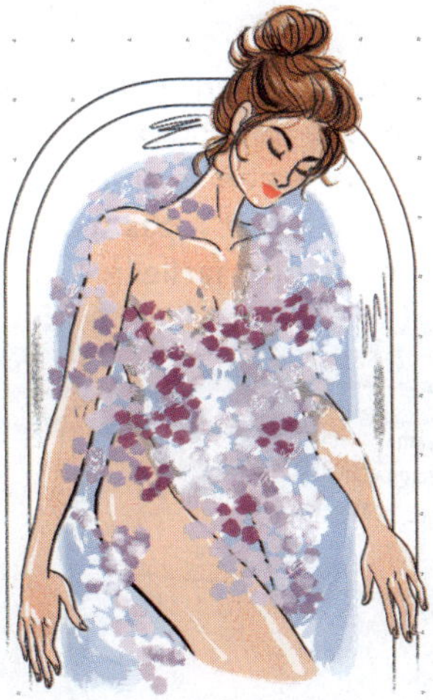

Je prends un bain

Plus simple et à la portée de toutes : **un bon bain chaud** ! Il détend les muscles et atténue la douleur. Pensez à glisser dans l'eau du bain quelques gouttes du « Bain récupération sportive » à l'arnica de Weleda. Un soin défatiguant et délassant.

Je veille à la qualité de mon sommeil

Vous avez noté des changements concernant votre sommeil au cours de ces 2 premières semaines d'entraînement ?

Si vous avez le sommeil plus léger ou perturbé, vous vous entraînez peut-être trop tard. Laissez au moins 2 heures entre votre séance et le coucher.

Vous dormez mieux? C'est l'un des bénéfices du HIIT. L'effort intense prolonge la phase de sommeil long et profond pendant laquelle votre corps lâche prise complètement et le repos est total. L'organisme en profite pour se régénérer. Votre système immunitaire en ressort renforcé !

Pour progresser et performer, il est généralement conseillé de dormir 8 heures par nuit, de se coucher avant minuit, où les heures de sommeil sont plus récupératrices, d'éviter les écrans une heure avant le coucher et ne pas faire de dîner trop riche. Mais, que vous soyez oiseau de nuit ou early bird, le plus important est que vous respectiez votre horloge biologique !

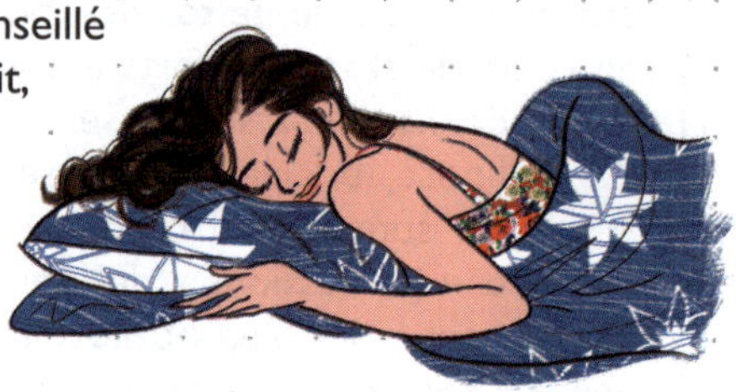

Je prends soin de ma peau

La cellulite est une injustice toute féminine. Elle touche 90 % des femmes contre seulement 2 % des hommes ! Grâce à votre entraînement (le sport puise dans les réserves, aide à déstocker les graisses, favorise l'oxygénation des tissus, stimule la circulation sanguine et lymphatique) et à votre nouvelle alimentation brûle-graisse, les capitons auront plus de mal à s'incruster !

Votre arme anticellulite?

Pourquoi ne pas aller encore un peu plus loin en ajoutant une crème anti-capitons? Généralement à base de caféine, elles ont un effet sur la lipolyse (déstockage des graisses)… à condition de respecter une routine rigoureuse (tous les jours, voire 2 fois par jour pendant au moins 3 semaines).

Vous devrez en plus les appliquer en respectant une certaine gestuelle, le fameux palper-rouler qui fragilise les cellules graisseuses.

Si vous êtes constante, vous obtiendrez des résultats aussi bien sur les capitons que sur la qualité de votre peau, qui sera plus douce, plus ferme, plus lumineuse.

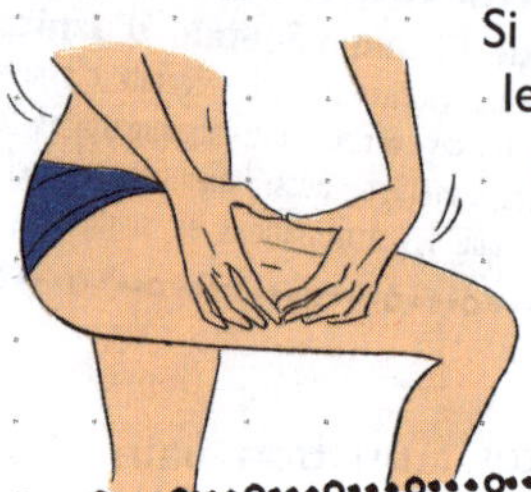

Le palper-rouler en deux mots

C'est une méthode de massage anti-capitons qui consiste à pincer légèrement la peau entre le pouce et l'index et à la faire « rouler », pour « casser » les amas graisseux. Massez de bas en haut et ne « huilez » pas trop la peau pour une prise en mains plus facile.

Idée reçue : la graisse se transforme en muscle

Vous avez certainement déjà entendu parler de cette légende… qui n'est malheureusement qu'un mythe. Les fibres musculaires sont constituées de protéines qui n'ont rien à voir avec les acides gras stockés dans les tissus adipeux. Pour redessiner votre silhouette, vous n'avez d'autre choix que de développer votre masse musculaire et de réduire votre masse grasse. Aucune activité physique n'est suffisamment magique pour transformer la graisse en muscle !

Astuce : appliquez votre crème avant votre séance de HIIT. La chaleur et l'effort augmentent la vascularisation (l'irrigation sanguine), ce qui booste la pénétration des actifs du soin.

Nutrition : je me désintoxe du sucre !

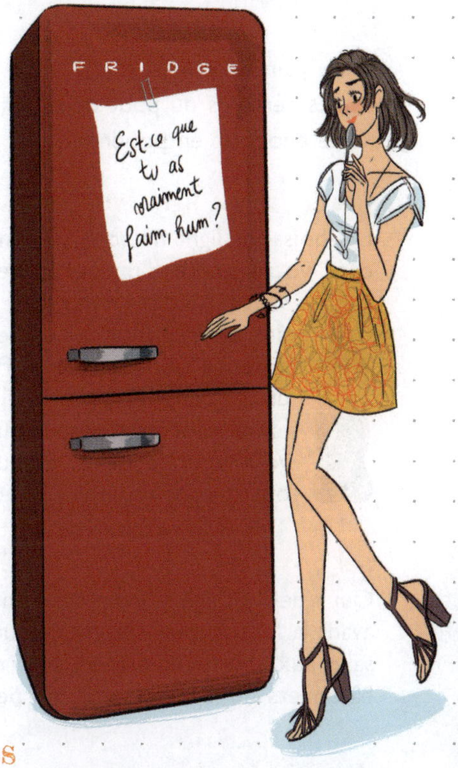

Après ces 2 premières semaines de training, vous avez déjà brûlé bon nombre de calories. Mais l'effort seul, aussi intense soit-il, doit être accompagné d'une alimentation adaptée si vous voulez perdre du poids, construire du muscle, vous sculpter une silhouette affûtée dans les meilleures conditions. Une mauvaise habitude à perdre ? Votre penchant pour le sucre. Si vous êtes un bec sucré, le moment est venu de faire le tri dans vos placards pour limiter au maximum la consommation de sucres simples. Et à vous, la silhouette fit dans un corps sain !

D'après l'Organisation mondiale de la santé (OMS), l'apport en sucres simples journalier devrait représenter moins de 10 % de la ration énergétique totale. 5 % étant l'idéal pour rester fit et en bonne santé, soit environ 25 g par jour (5 c. à c.).

Limitez au maximum les sucres simples

Les sucres simples peuvent fournir de l'énergie juste avant une séance et donner du pep's en cas de coup de pompe. Mais généralement, ces sucres sont dépourvus d'intérêt nutritionnel. Pire, ils sont accusés de favoriser l'obésité à travers le monde. Autant les oublier… le plus possible !

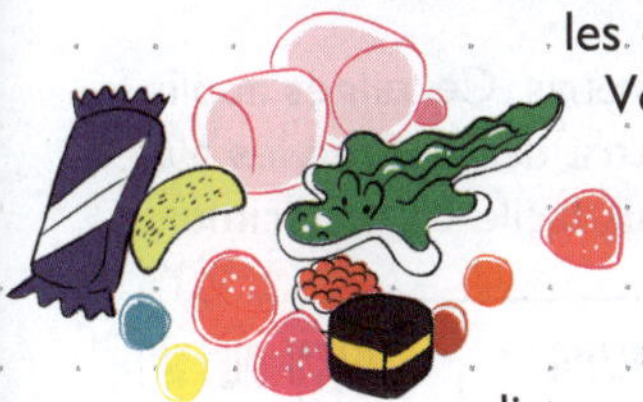

Vous savez très certainement déjà les repérer. Les sucres simples se retrouvent dans le sucre blanc raffiné que l'on utilise pour les gâteaux, pour sucrer son thé ou son café, entrent dans la composition des pâtisseries, viennoiseries, chocolats, barres chocolatées, sodas, pâtes à tartiner, bonbons… mais aussi les fruits et les produits laitiers. La liste est donc bien longue et vous devrez aussi vous méfier des sucres cachés. Car les industriels en usent et en abusent et on les retrouve même dans des aliments que l'on n'aurait même pas soupçonnés !

Traquez les sucres cachés dans…

- Les compotes (achetez-les sans sucres ajoutés)
- Les jus de fruits (optez pour du 100 % pur jus)
- Les aliments bio (type gâteaux, plats préparés, boissons) car qui dit « bio » ne dit pas forcément « diététique », regardez bien les étiquettes !
- Le ketchup
- L'alcool
- Les eaux aromatisées
- Les yaourts aux fruits (préférez un yaourt nature auquel vous ajouterez des morceaux de fruit frais)
- Les pizzas industrielles
- Les vinaigrettes en bouteille

- ○ Le pain de mie
- ○ Les céréales du petit déjeuner
- ○ Le chocolat en poudre

Les boissons light, vos faux amis

Les boissons light ne sont pas une bonne idée dans votre quête d'un corps healthy. Car le sucre traditionnel y est remplacé par des édulcorants qui entretiennent l'appétence pour le sucre. Par ailleurs, l'édulcorant le plus souvent utilisé dans les boissons light est l'aspartame, soupçonné d'avoir des effets cancérogènes. Mieux vaut les éviter si vous ne voulez pas entretenir votre goût pour le sucre. Et puis, si vous vous limitez à un verre de soda par semaine, offrez-vous un vrai Coca !

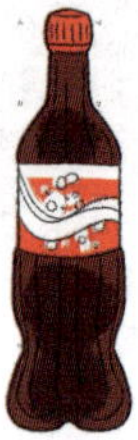

Surveillez votre consommation de fruits !
Comme les produits laitiers, les fruits contiennent également des sucres simples. Ils sont évidemment de meilleure qualité nutritionnelle que les sucres industriels et raffinés, puisqu'ils apportent également des vitamines, minéraux, fibres, protéines, selon la catégorie à laquelle ils appartiennent, mais cela reste du sucre. Donc, pas plus de 2 ou 3 fruits par jour !

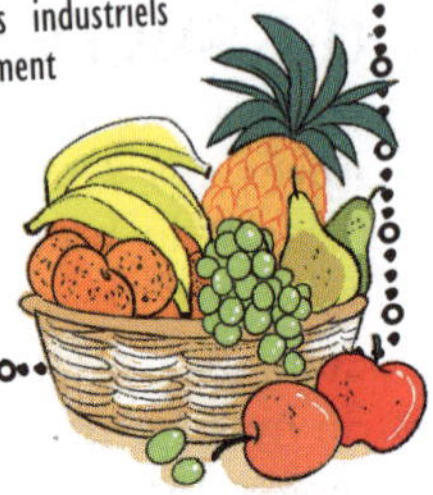

Sel et sucre, même combat ?

Qui a déjà plongé la main dans un paquet de chips sait à quel point il est difficile de s'arrêter avant la fin. Un peu comme le sucre, le sel a lui aussi son côté addictif. Limitez les gâteaux salés aux apéros du samedi soir, remplacez-les (selon la saison) par des tomates cerise, des bâtonnets de légumes crus, de petits dés d'emmental, des amandes…

Je tracke tous mes repas

Visualiser ce que l'on mange est le premier pas vers le changement. Pour checker en un clin d'œil les atouts et limites de votre alimentation de HIIT girl, **notez dans le tableau ci-dessous ce que vous avez mangé cette semaine.**
Dans la mesure du possible, notez le nombre de calories pour chaque repas. Certaines applis le font très bien pour vous (Lifesum, par exemple). Cela vous permettra de repérer les aliments qui pèsent le plus lourd sur la balance et ce qui vous sera le plus facile de supprimer.

LUNDI	MARDI	MERCREDI	JEUDI	VENDREDI	SAMEDI	DIMANCHE
Petit déjeuner	*Petit déjeuner*	*Petit déjeuner*	*Petit déjeuner*	*Petit déjeuner*	*Petit déjeuner*	*Petit déjeuner* ....
Déjeuner	*Déjeuner*	*Déjeuner*	*Déjeuner*	*Déjeuner*	*Déjeuner*	*Déjeuner* ....
En-cas	*En-cas*	*En-cas*	*En-cas*	*En-cas*	*En-cas*	*En-cas* ....
Dîner	*Dîner*	*Dîner*	*Dîner*	*Dîner*	*Dîner*	*Dîner* ....

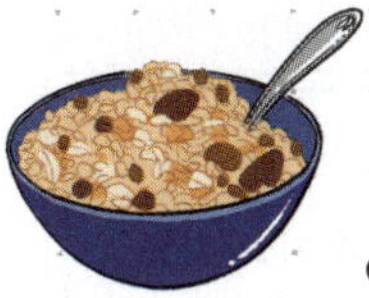

Et après ?

Après avoir tracké pendant 1 semaine votre alimentation, les erreurs à corriger vont vous sauter aux yeux.

Vous prenez 2 verres de jus d'orange au petit déjeuner ? Zappez-en un. Vous avez tendance à grignoter des barres chocolatées en snack ? Remplacez-les par un fruit ou une compote et quelques amandes. Ne vous mettez pas la pression, allez-y progressivement en remplaçant les écarts par des produits plus sains ou en les supprimant quand c'est possible.

Votre petit déjeuner ne doit pas être trop sucré (céréales « bonbons » type Frosties®, croissant, brioche, associé à un verre de jus de fruits, un thé sucré…). Si vous êtes céréales, optez pour des flocons d'avoine que vous pouvez améliorer en ajoutant des cranberries, des copeaux de noix de coco, du chocolat noir (70 %) râpé, des amandes, des graines de chia… Des aliments basiques, simples mais riches en nutriments qui vous rassasieront avec gourmandise et vous permettront d'échapper à la fringale en milieu de matinée qui vous pousse vers la machine à sucreries.

Mon 1er bilan HIIT training

Félicitations, vous êtes arrivée au bout de ces 2 premières semaines de training !
Avant de continuer, faites le point sur vos entraînements, identifiez ce qui s'est bien passé et les exercices qui vous ont paru les plus difficiles. Si jamais, au terme de ce premier cycle, vous trouvez que le rythme est vraiment trop intense, n'hésitez pas à faire 1 semaine supplémentaire avant de passer au deuxième cycle.

Mes ressentis au quotidien

- ☐ Je dors mieux
- ☐ Je me sens mieux dans mon corps
- ☐ Je suis moins stressée
- ☐ Je me sens déjà plus tonique

Côté motivation

Comment je me sens à la fin de ces 2 semaines ?

- ☐ Lessivée, je ne suis pas prête à passer au niveau 2.
- ☐ Fatiguée, mais curieuse de passer au prochain niveau.
- ☐ Pleine d'énergie, ready pour le niveau supérieur !

Côté exercices

L'exercice que j'ai trouvé le plus facile : ....

L'exercice avec lequel j'ai le plus de difficultés : ....

Au cours de ce premier cycle, comment ai-je progressé ?

....

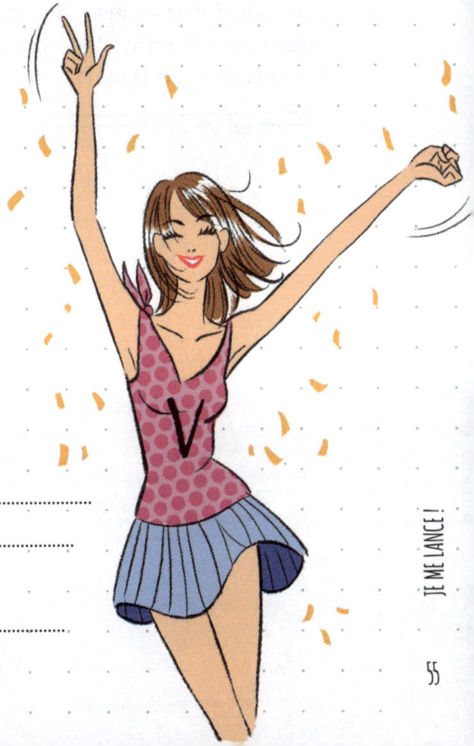

Le tip de Clem

« Vous avez rencontré des difficultés ? Avant une séance, préparez-vous mentalement : lisez le contenu de la séance, histoire de vous préparer à l'effort à venir. Pour cela, imaginez-vous en train de réaliser ces exercices. En cas de doute, n'hésitez pas à relire les consignes de réalisation des exercices pour être sûre de bien vous placer et de vous entraîner sans vous blesser. Enfin, challengez-vous ! Fixez-vous des objectifs à court terme, par exemple notez vos performances sur un exercice et essayez d'augmenter petit à petit la vitesse, le nombre de répétitions. Cela vous permettra de garder une ligne de conduite. Ne vous comparez pas aux autres et laissez-vous le temps d'évoluer, car les grands changements prennent du temps ! »

Côté nutrition

Les aliments sucrés dont j'ai du mal à me passer :

....

Mes difficultés :

....

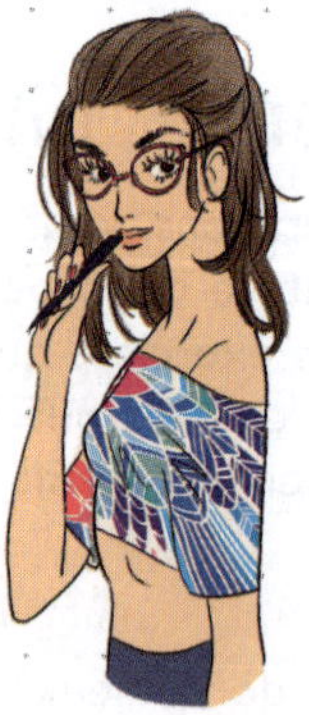

Le tip de Clem

« Si vous devez opérer des changements dans votre alimentation, allez-y petit à petit ! Un changement progressif vous évitera frustrations et craquages ! »

Chapitre 4

Semaines 3 et 4

Je progresse : no pain, no gain !

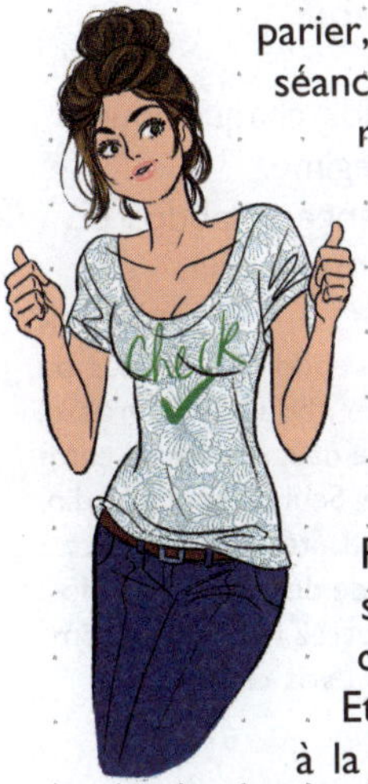

Vous venez de passer 2 semaines à découvrir les joies du HIIT. Il y a fort à parier, si vous avez été rigoureuse et si vous vous êtes donnée à 200 % à chaque séance, que les résultats commencent à se voir. Votre silhouette s'est un peu raffermie ? Vos muscles se sont un peu dessinés ? Vous vous essoufflez moins en montant les escaliers ? Génial ! Vous êtes sur la bonne voie !

Les choses se corsent

À partir de maintenant, l'intensité monte d'un cran. C'est indispensable pour que votre corps ne s'habitue pas à l'effort et pour que votre progression ne stagne pas.

Pour ce challenge des 3e et 4e semaines, les temps d'effort se font plus longs et les pauses plus courtes ; les exercices vous demandent plus d'énergie et de technique.

Et les options « warrior » font leur entrée ! Que ce soit à la maison avec accessoires ou au poids de corps ou en outdoor, vous allez travailler davantage et de façon plus ciblée le haut, le bas et le centre du corps. Quelque chose bloque ? Pas de panique ! Vous pouvez toujours revenir aux ratios (temps de travail/temps de récupération) des 1re et 2e semaines, ou diminuer la vitesse d'exécution des mouvements.

Et pour vous accompagner tout au long de ces 2 nouvelles semaines intenses, suivez nos conseils nutritionnels qui vont vous aider à booster vos performances.

À vous, bras toniques, cuisses et booty fermes, abdos en béton !

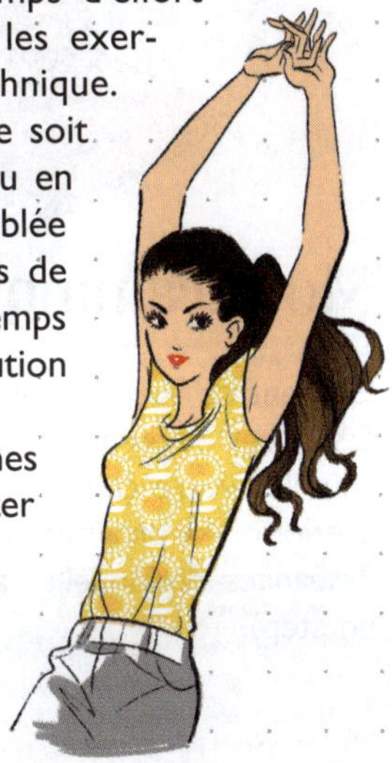

Quiz express : halte aux idées reçues !

Les femmes minces n'ont pas besoin de faire de cardio…

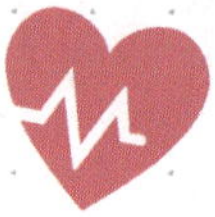

A Vrai
B Faux

B. Faux.

Le cardio est important quelle que soit sa silhouette. Il permet d'améliorer l'endurance, la résistance, stimule le métabolisme de base et aide à tenir des séries d'entraînement plus longues.

Si vous arrêtez le sport, vos muscles risquent…

A De se transformer en graisse.
B De perdre en volume.
C Pas grand-chose.

Réponse B.

Si vous arrêtez le sport, vos muscles vont perdre de leur volume. Votre métabolisme de base va décroître et, au repos, vous brûlerez moins de calories. Vos muscles ne risquent pas de se transformer en graisse, certes, mais l'arrêt du sport peut en revanche bien s'accompagner d'une prise de poids.

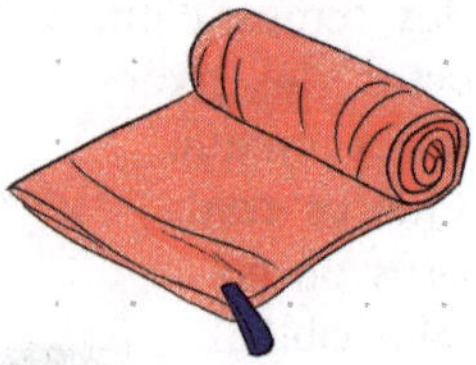

Transpirer fait perdre…

A Du poids.
B De l'eau.
C Des muscles.

Réponse B.

La transpiration sert à réguler la température du corps et en aucun cas à perdre du poids. S'enfermer dans un sauna pour espérer perdre du poids ne sert à rien. Les quelques grammes que vous aurez perdus correspondent à une perte en eau que vous reprendrez immédiatement en vous hydratant.

Pour vous sculpter des abdos en béton, il faut…

A Faire des séances d'abdos chaque jour.
B Faire du cardio et un régime.
C Faire du cardio, des séances d'abdos et faire attention à son alimentation.

Réponse C.

Nous avons toutes des muscles abdominaux, plus ou moins cachés derrière une petite « bouée » de graisse. Dans un premier temps, il faut se débarrasser de cette masse graisseuse qui les masque. Seul un sport cardio, associé à un régime alimentaire adapté, vous permettra de perdre ces kilos superflus et de dévoiler vos abdos. C'est à partir de là que vous pourrez réellement commencer à les dessiner avec des exos ciblés.

Mon training Zéro répit

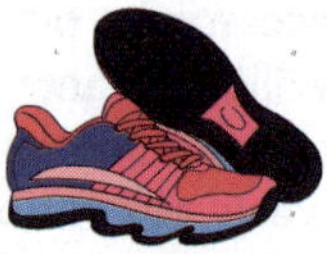

Un vent de liberté souffle sur ces 2 prochaines semaines de training ! Nous vous avons préparé 5 séances différentes pour que vous ayez le choix dans votre entraînement et que vous puissiez stimuler votre corps de façon variée, en y ajoutant du matériel, durant vos séances indoor et outdoor. Au programme, 3 séances de HIIT classique à faire à la maison au poids de corps et 2 séances optionnelles à réaliser selon vos envies (1 séance spéciale outdoor et 1 autre avec un step).

You're the boss

À vous de moduler votre programme comme vous le sentez. Vous voulez travailler le bas du corps (jambes, cuisses, fessiers) ? Le haut (épaules, triceps, abdos) ? L'ensemble de votre silhouette ? Parfait, vous avez le choix ! N'oubliez pas tout de même que, pour un développement

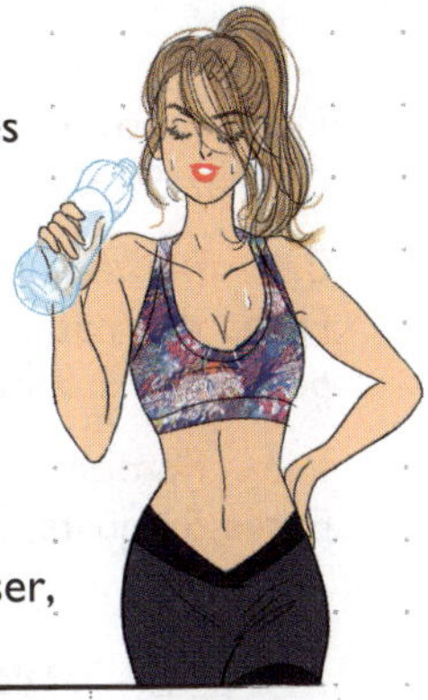

harmonieux de votre silhouette, il est important de solliciter tous les groupes musculaires, pour préserver votre corps des déséquilibres qui peuvent engendrer des blessures.
Maintenant que vous êtes familiarisée avec les entraînements HIIT, vous verrez que chaque séance présente un thème dominant (haut, bas du corps…). Elles sont à présent plus éprouvantes et rendent le travail très efficace ! Une seule contrainte : **3 séances par semaine** avec **1 jour de repos** entre chaque séance de HIIT.
Et pour les jours où vous êtes en forme, où vous avez envie de vous surpasser, testez les options warrior !

	LUNDI	MARDI	MERCREDI	JEUDI	VENDREDI	SAMEDI	DIMANCHE
SEMAINE 3	*Récup' (marche rapide)*	HIIT **classique (haut du corps)**	*Récup' (running)*	HIIT **classique (centre du corps)**	*Récup' (marche rapide)*	HIIT **outdoor**	*Récup' (yoga, stretching)*
	LUNDI	MARDI	MERCREDI	JEUDI	VENDREDI	SAMEDI	DIMANCHE
SEMAINE 4	*Récup' (running)*	HIIT **avec step**	*Récup' (marche rapide)*	HIIT **classique (bas du corps)**	*Récup' (marche rapide)*	HIIT **classique (centre du corps)**	*Récup' (yoga, stretching)*

Il s'agit bien sûr d'une proposition d'organisation. Si vous voulez travailler davantage vos bras ou vos fessiers, libre à vous de répéter sur les 2 semaines les 2 séances de HIIT classique ciblées (haut, bas ou centre). Chaque séance inclut des exercices de cardio : même si vous travaillez une zone spécifique, l'ensemble de votre corps en retirera des bénéfices.

Quel ratio pour moi ?

Attention, l'intensité progresse, les ratios d'effort changent. Référez-vous à votre niveau et préparez-vous à transpirer !

NIVEAU 1 : DÉBUTANTE	NIVEAU 2 : INTERMÉDIAIRE	NIVEAU 3 : CONFIRMÉE
○ 20 s d'effort/20 s de repos ○ Réalisez 3 tours	○ 30 s d'effort/20 s de repos ○ Réalisez 3 tours	○ 30 s d'effort/10 s de repos ○ Réaliser 3 tours
Pour chaque niveau : 1 min 30 de récup' entre les tours		

Par exemple : une débutante va effectuer le premier exercice durant 20 s, suivies de 20 s de repos et enchaîner sur le second exercice de façon identique. À la fin des 5 exercices, elle fera une pause d'1 min 30 avant de repartir pour un nouveau round !

Je commence par bien m'échauffer

Une bonne séance commence par un bon échauffement ! Pour réveiller vos muscles et vos articulations, allez-y progressivement.

Échauffement cardio-vasculaire

Courez 5 min sur place ou faites 5 min de vélo à faible intensité. (Voir p. 43.)

Échauffement articulaire

Faites des rotations avec vos poignets, vos chevilles, vos bras, votre bassin et vos chevilles pendant 2 à 3 min. (Voir p. 43.)

Échauffement musculaire

Faites 5 squats, 5 pompes sur les genoux et 5 jumping jacks. (Voir p. 43.)

Mon 1er circuit : bas du corps

Mon niveau : .... (voir ci-dessus) soit .... d'effort/.......... de repos
Je réalise .... tours avec 1 min 30 de récup' entre les tours.

Durée de la séance : selon mon niveau, entre 15 et 20 min, hors échauffement et retour au calme.

Vous rêvez d'un booty rebondi ? De cuisses bien fermes ? Cette séance est faite pour vous ! Jambes, abdos, cuisses, fessiers risquent de « piquer ». Mais comme toujours en HIIT, quel que soit votre objectif silhouette, cette séance orientée « bas du corps » vous fera travailler à la fois le renfo et le cardio. Nouveauté de ces prochaines semaines : les exercices de pliométrie font leur apparition ! Il s'agit d'exercices de renforcement musculaire qui intègrent les sauts, les impulsions (squats sautés, fentes sautées, box jumps). Ces exercices font appel aux propriétés élastiques des muscles, obligés de freiner brusquement pour « amortir le choc » et de se détendre rapidement à nouveau pour repartir.

Cette méthode de travail permet de rendre nos muscles plus réactifs, plus explosifs ! Grâce à la pliométrie, vous pourrez courir plus vite, sauter plus haut.

1. Les squats jump

C'est bon pour : les cuisses, les fessiers et la condition physique générale !
Comment faire ? Debout, pliez vos genoux et relevez les fesses comme si vous vouliez vous asseoir sur une chaise. Descendez jusqu'à ce que vos cuisses soient parallèles au sol. Expirez et remontez vers le plafond, sautez en dépliant vos jambes et recommencez.
L'option warrior : faites des sauts groupés : lorsque vous sautez, levez les genoux vers la poitrine.
Voir aussi p. 35, « Les bonnes postures : do & don't ».

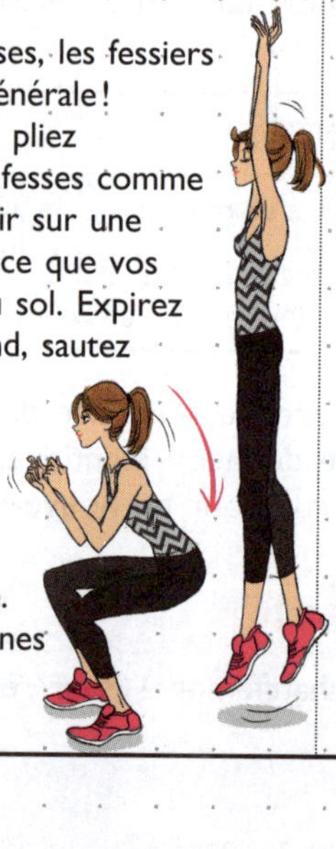

2. La patineuse

C'est bon pour : le cardio et les fessiers.
Comment faire ? Penchez-vous légèrement en avant, basculez les hanches vers l'arrière et sautez sur le côté droit en appui sur la jambe extérieure, jambe gauche décollée du sol. Alternez chaque côté sans vous arrêter. Vos hanches restent alignées, toujours de face. Et n'oubliez pas de garder les genoux souples et les abdominaux serrés, histoire de protéger vos articulations et votre dos ! Pour aller plus loin, allez chercher le sol avec votre main opposée !

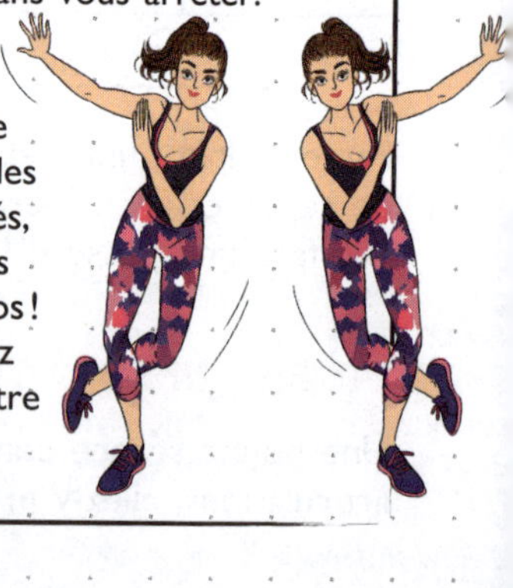

3. Les plank jacks

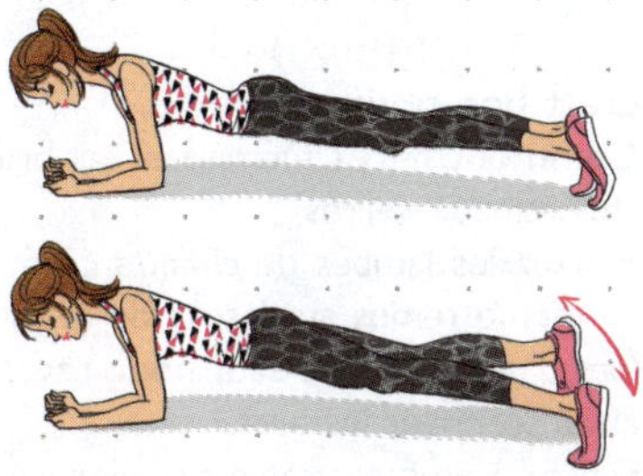

C'est bon pour : le gainage abdominal et les cuisses.
Comment faire? Démarrez en position de planche basse, coudes sous les épaules, avant-bras au sol, fessiers à hauteur des épaules, dos plat. Donnez une impulsion et écartez les pieds vers l'extérieur en sautant, fessiers toujours à la même hauteur. Réalisez immédiatement une seconde impulsion et resserrer les jambes en gardant les genoux souples.

4. Les fentes sautées

C'est bon pour : tonifier les cuisses et les fessiers et faire monter la fréquence cardiaque!
Comment faire? Placez un pied devant l'autre, jambe arrière sur la pointe de pied, talon avant bien ancré dans le sol, le poids du corps réparti sur les deux jambes. Sautez en inversant vos pieds.

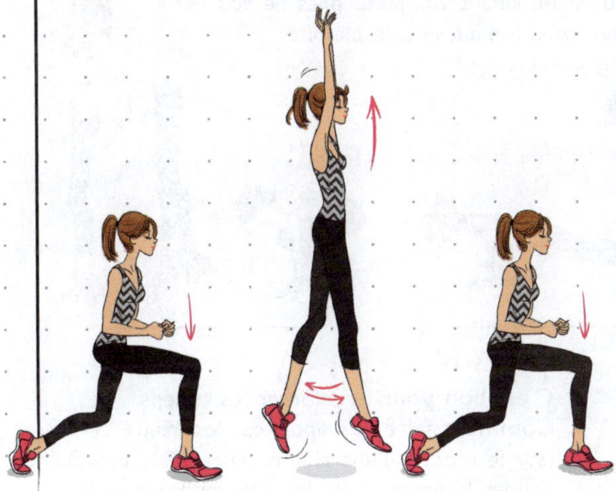

5. La chaise

C'est bon pour : le renforcement des quadriceps, muscles de l'avant des cuisses.
Comment faire? Appuyez-vous dos contre le mur et descendez jusqu'à ce que les genoux soient à la hauteur des fesses, comme si vous étiez assise sur une chaise. Gardez la position sans décoller les talons du sol, les mains le long du corps!
L'option warrior : décollez une jambe du sol!

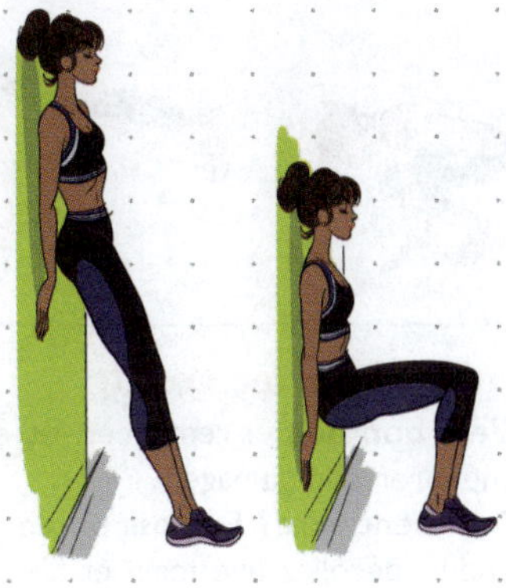

Mon 2e circuit : haut du corps

Bras en manque de tonus? Triceps en mode «chauve-souris»? Ce training spécial haut du corps va vous permettre de tonifier vos bras et dessiner vos épaules. Une séance à combiner sur la semaine avec les autres séances proposées pour mieux vous sculpter une silhouette harmonieuse.

1. Les jumping jacks

C'est bon pour : le cardio.
Comment faire? Démarrez les bras le long du corps, abdominaux serrés.
Écartez les jambes de chaque côté en sautant ; les bras remontent en même temps au-dessus de la tête. Resserrez les jambes lors d'un deuxième saut pour revenir en position de départ, en descendant les bras.
Pensez à amortir votre premier saut en posant les talons au sol, et non uniquement les pointes de pied !
Gardez les genoux souples et répétez ce mouvement de manière dynamique.

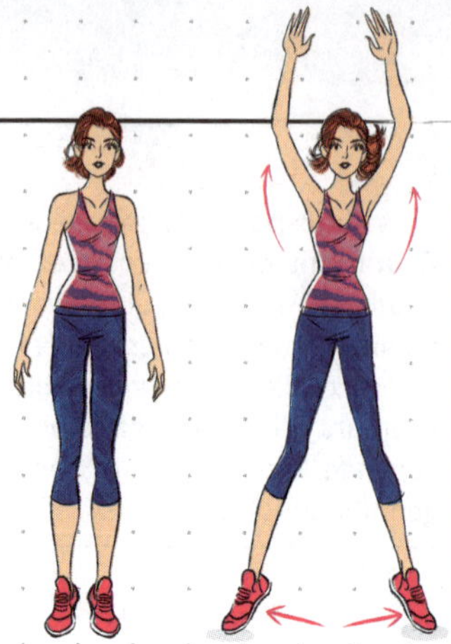

2. Les burpees

C'est bon pour : le cardio, bien entendu !
Comment faire? Debout, dos bien droit, accroupissez-vous en plaçant les mains au sol. Projetez les pieds vers l'arrière, pour arriver en position de planche, bras tendus. Faites une pompe, sautez de nouveau en ramenant vos pieds près de vos mains. Redressez-vous, le dos droit, en sautant bras tendus vers le plafond.
Voir aussi p. 37, « Les bonnes postures : do & don't ».

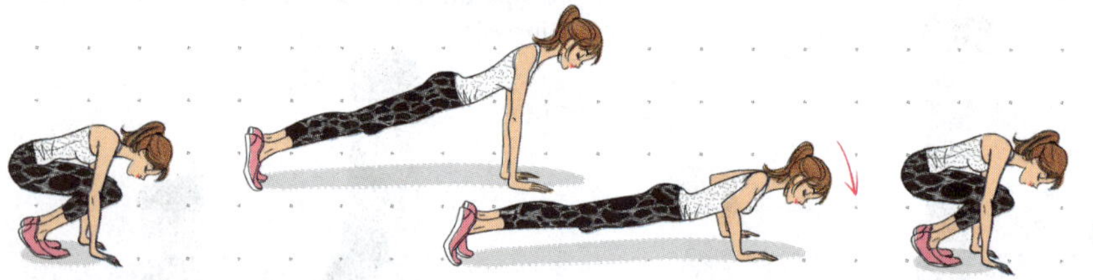

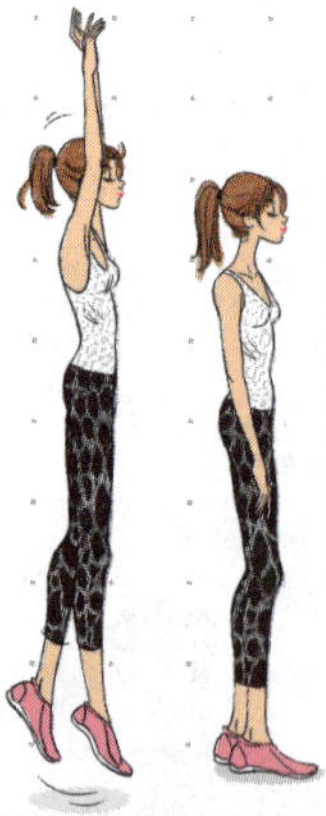

3. Le shoulder touch

C'est bon pour : renforcer les épaules et améliorer son gainage.
Comment faire? En position de planche bras tendus, décollez une main et allez toucher l'épaule opposée. Attention à stabiliser votre corps, le bassin ne « dandine » pas !
L'option warrior : la pompe shoulder touch. Même mouvement que le shoulder touch, puis ajoutez une pompe après chaque toucher d'épaule.

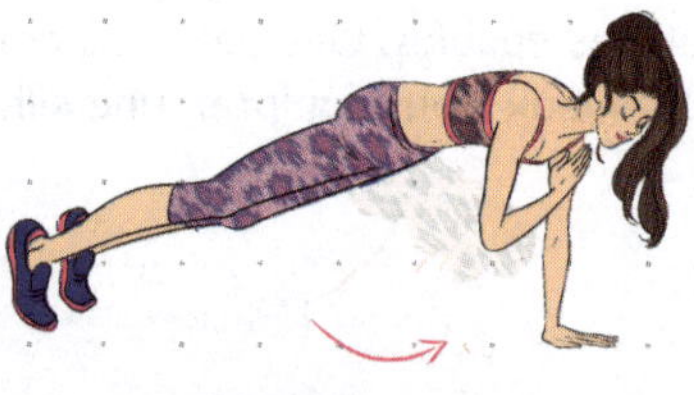

4. Les dips

C'est bon pour : renforcer les triceps.
Comment faire? En appui sur les mains (sur le rebord d'une chaise, d'une table basse), coudes légèrement fléchis. Descendez vers le sol en fléchissant les coudes, jusqu'à ce que les bras soient parallèles au sol. Les coudes restent serrés, près du corps !

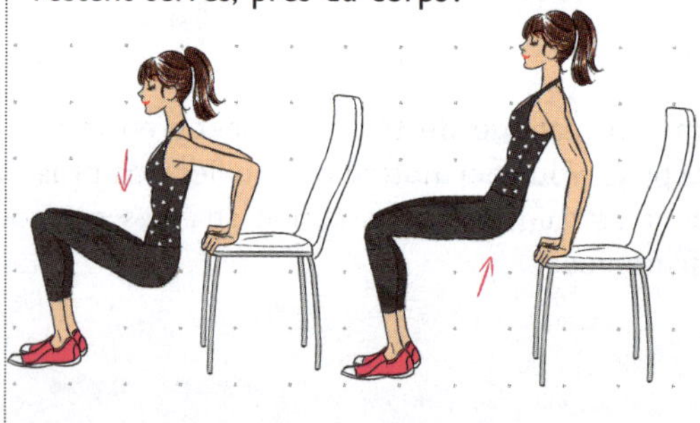

5. Les mountain climbers

C'est bon pour : le cardio et le travail des muscles abdominaux.
Comment faire ? Démarrez en position de planche haute. Amenez le genou droit vers le coude droit en gardant les hanches alignées face au sol, puis reposez le pied vers l'arrière et changez de côté.
Accélérez l'exercice pour plus d'intensité ! Les abdominaux restent bien serrés !
L'option warrior : bougez les deux pieds en même temps, vous sautez pour les ramener vers vos coudes.
Voir aussi p. 37, « Les bonnes postures : do & don't ».

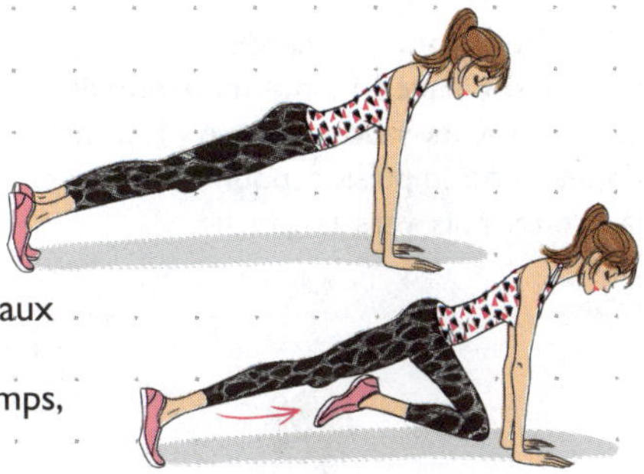

Mon 3e circuit : centre du corps

Avec cette séance, les abdos sont rois ! Le workout cible la sangle abdominale, pour vous rendre plus forte. Une sangle abdominale forte est importante, car elle renforce le maintien de la posture debout ou assise, protège la colonne vertébrale. Le muscle le plus profond des abdominaux, le transverse, est attaché aux vertèbres. Posture et abdos sont donc directement liés.
Visuellement, vous aurez un ventre plat et tonique, des centimètres en moins au niveau du tour de taille, mais pas de tablettes de chocolat bien visibles !

1. Les montées de genoux

C'est bon pour : faire monter le cardio !
Comment faire ? « Sprintez » sur place en montant les genoux vers la poitrine. Gardez le dos bien droit, le nombril aspiré vers la colonne, la poitrine sortie. Soyez légère sur le sol et amortissez les sauts en gardant les genoux souples.

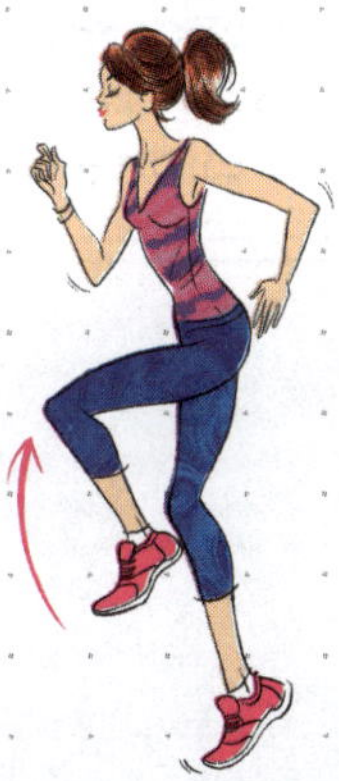

2. Le commando

C'est bon pour : renforcer l'ensemble du haut du corps.
Comment faire ? Face au sol, départ coudes sous les épaules, abdominaux serrés. Posez une main, puis l'autre sur le sol pour passer bras tendus. Expirez et reposez un coude, puis l'autre au sol, et enchaînez. Pensez à garder les épaules basses et évitez au maximum de bouger le bassin.

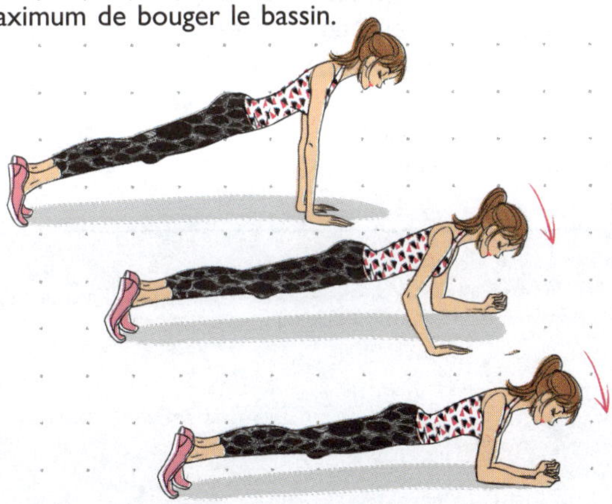

3. Les side jumps

C'est bon pour : le cardio.
Comment faire ? Même mouvement que les squats sautés (voir p. 47), mais donnez une impulsion pour sauter vers la droite, puis vers la gauche.

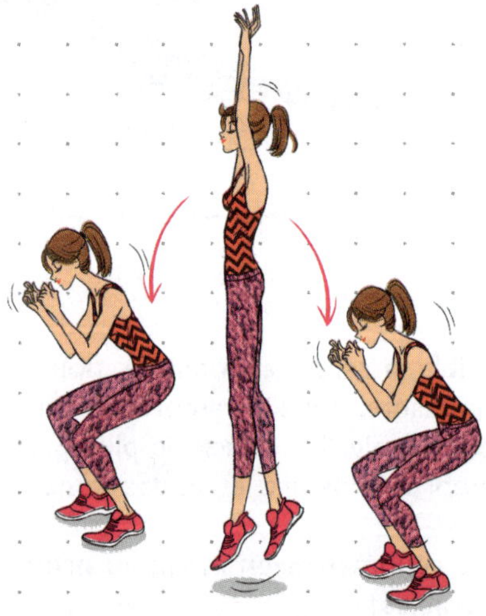

4. Les sit ups

C'est bon pour : la sangle abdominale.
Comment faire? Allongée sur le dos, les genoux sont pliés et ouverts. Placez vos bras tendus au-dessus de votre tête. Engagez vos abdos et soulevez votre tête, votre cou et vos épaules pour vous redresser. Descendez, puis revenez à la position de départ. Pensez à bien expirer en remontant, et gardez les pieds au sol !
L'option easy : demandez à quelqu'un de vous tenir les pieds ou glissez-les sous un meuble pour les garder stables !
Vous avez mal au dos ? Placez une serviette sous vos lombaires.

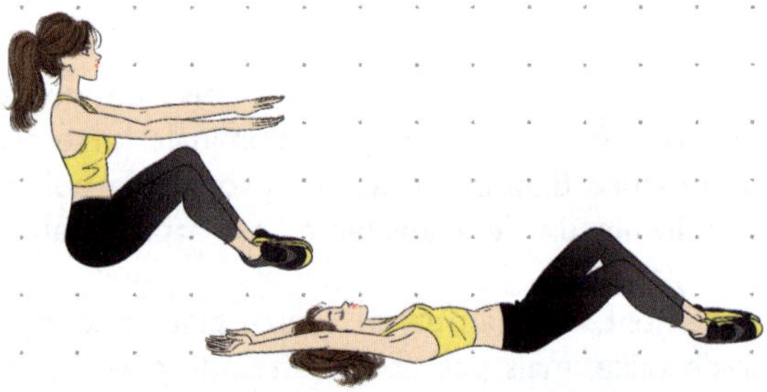

5. Le speed feet

C'est bon pour : faire monter le rythme cardiaque et brûler un max de calories !
Comment faire ? Debout, pieds joints, genoux fléchis. Faites de petits pas sur le sol le plus vite possible, en écartant un pied puis l'autre, puis en ramenant un pied, puis l'autre au centre. Imaginez une course autour d'une échelle.

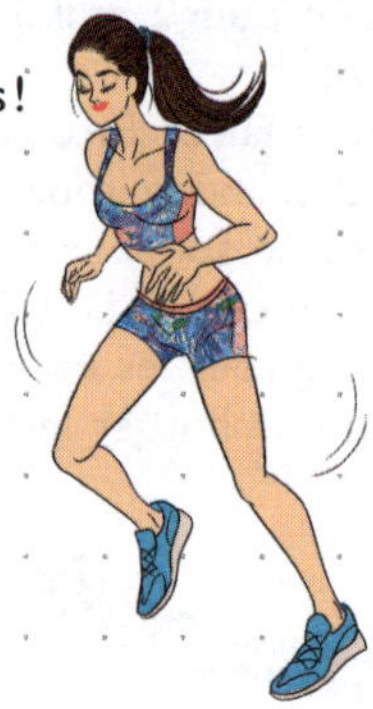

Le tip spécial récup' de Clem

« Entre les séries, pensez à marcher pour réoxygéner vos muscles, ne vous asseyez pas.
Buvez régulièrement, par petites gorgées, pour rester hydratée. N'attendez pas d'avoir soif, cela pourrait nuire à vos performances. Soufflez bien pour faire abaisser votre fréquence cardiaque. »

Retour au calme avec les étirements

Ne zappez pas les étirements ! Ils favorisent la récupération et permettent de redonner à vos muscles leur longueur initiale. Sans étirements, vous risquez des raideurs. Ils vous feront aussi gagner en souplesse.

Étirement des fessiers, au sol

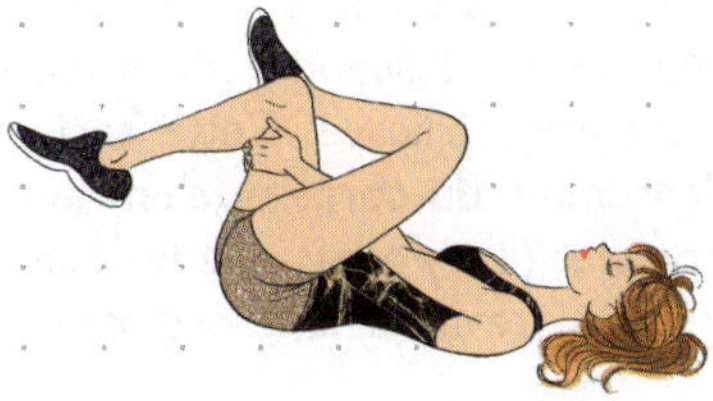

Comment faire ? Allongée sur le dos, placez votre cheville droite sur votre genou gauche. Inspirez et attrapez l'arrière de la cuisse gauche, expirez et rapprochez les jambes de la poitrine.

Le bon tempo ? 2 fois 15 s de chaque côté.

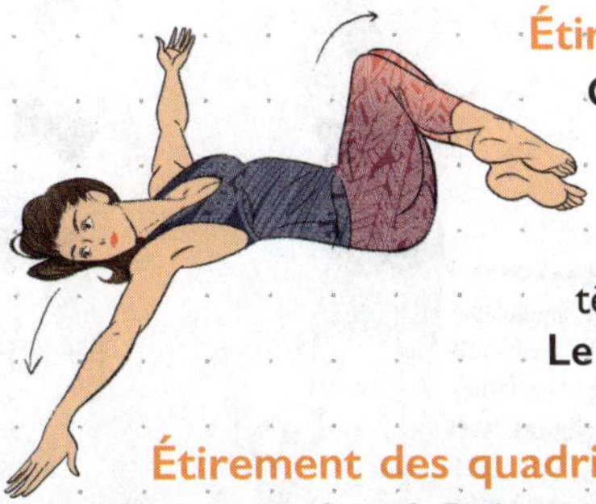

Étirement du bas du dos

Comment faire ? Allongée bras en croix, les genoux sous les hanches en position de chaise inversée. Expirez et basculez les deux jambes en même temps en contrôlant la descente, puis placez la tête dans l'autre sens.

Le bon tempo ? 15 s de chaque côté.

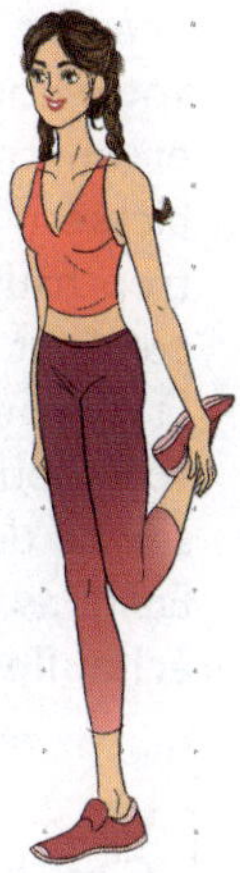

Étirement des quadriceps debout

Comment faire ? Debout, talons sous les hanches, inspirez et attrapez votre cheville droite avec votre main droite. Expirez et rapprochez votre talon de la fesse en gardant le dos allongé. Poussez le pubis légèrement vers l'avant pour optimiser l'étirement de l'avant de la cuisse.

Le bon tempo ? 20 à 30 s de chaque côté.

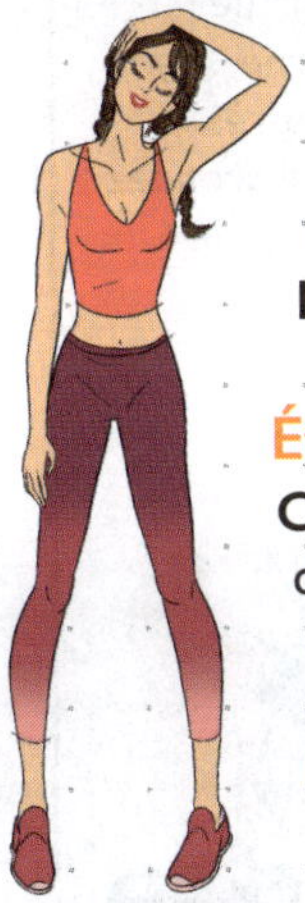

Étirement des trapèzes debout

Comment faire ? Debout, talons alignés sur les hanches. Penchez l'oreille droite vers l'épaule droite. Pressez légèrement la tête avec la main droite et poussez la main gauche vers le sol.

Le bon tempo ? Faites 2 respirations de chaque côté.

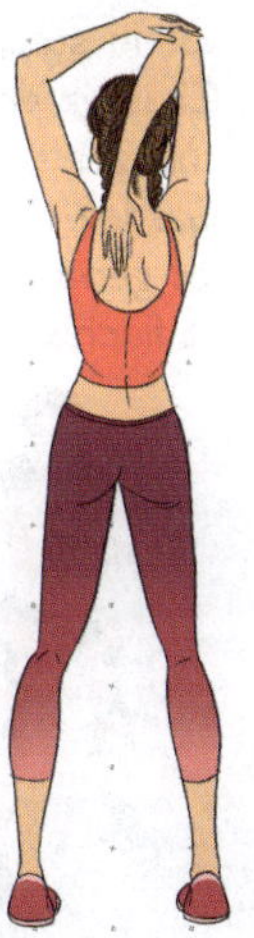

Étirement des triceps debout

Comment faire ? Debout, talons sous les hanches. Placez la main droite entre les omoplates et attrapez votre coude avec la main opposée. Exercez une légère pression vers l'arrière. Recommencez avec l'autre bras.

Le bon tempo ? Restez 20 s de chaque côté.

Mon circuit optionnel spécial step

Si vous avez envie d'une séance un peu différente et si vous avez un step à la maison, essayez cet enchaînement d'exercices. Le step est un accessoire simple et ludique qui ajoute de l'amplitude à vos mouvements. Vous pensez maîtriser les pompes ? Sortez votre step et vous verrez qu'elles prendront une autre dimension !
Monter et descendre du step, que ce soit avec les bras ou les jambes, assure un travail musculaire efficace. Cette série « spécial step » à faire en option est parfaite pour travailler l'ensemble du corps et s'entraîner différemment. Vous effectuez un renforcement musculaire complet (il n'y a pas que les cuisses qui travaillent avec le step), le travail du cardio est boosté et vous travaillez la coordination bras/jambes.

Un tip ?

Pendant le workout, pensez à bien gainer votre corps pour garder une posture tonique et un training efficace et intense, sans vous blesser. Ne commencez pas avec un step trop haut ; pour démarrer, un petit volume convient parfaitement.
Et si vous n'avez pas de step à la maison, vous pouvez remplacer cette séance par une séance de HIIT classique, ça marche aussi !
Enfin, avant de vous lancer, **pensez à vous échauffer** (voir p. 43).

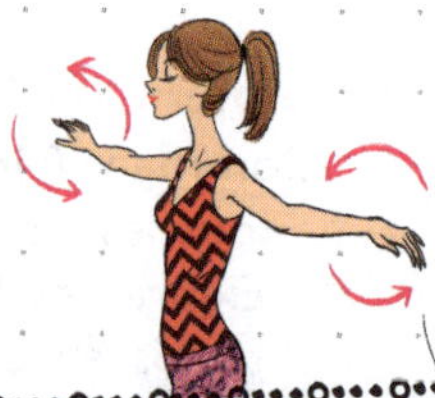

La hauteur du step est modulable pour varier l'intensité des workouts (plus le step est bas, plus c'est facile). Un conseil, pour vos séances avec step, enfilez vos baskets. Pas question de vous entraîner en chaussettes, sinon gare aux chutes !

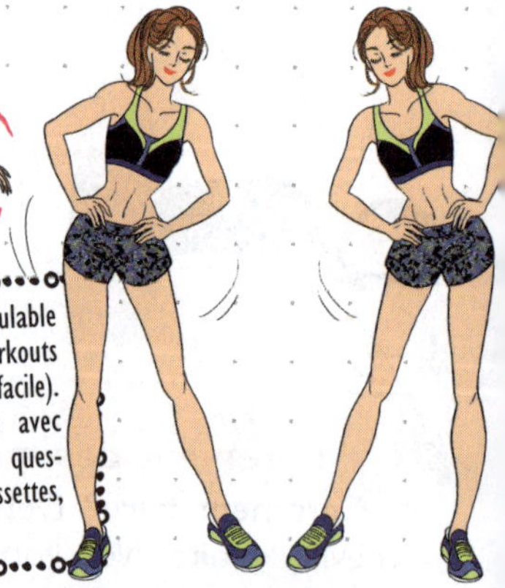

1. Les sauts alternés avec step

C'est bon pour : les cuisses et le cardio.
Commetnt faire ? Démarrez un pied sur le step, genoux légèrement fléchis. Chassez en donnant une impulsion pour changer de côté.
Gardez toujours les genoux souples et fléchis.

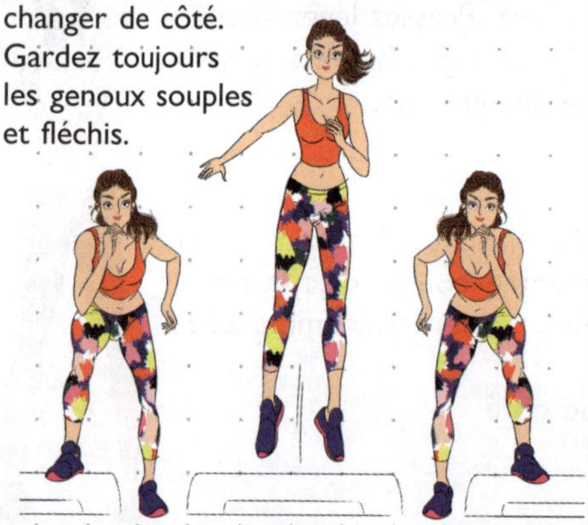

2. Les montées sur step en planche

C'est bon pour : la sangle abdominale.
Comment faire ? Placez-vous en position de pompes devant le step, le corps bien aligné, les abdominaux gainés. Déplacez une main après l'autre pour monter sur le step. Puis redescendez de la même manière en essayant de garder le bassin le plus statique possible.

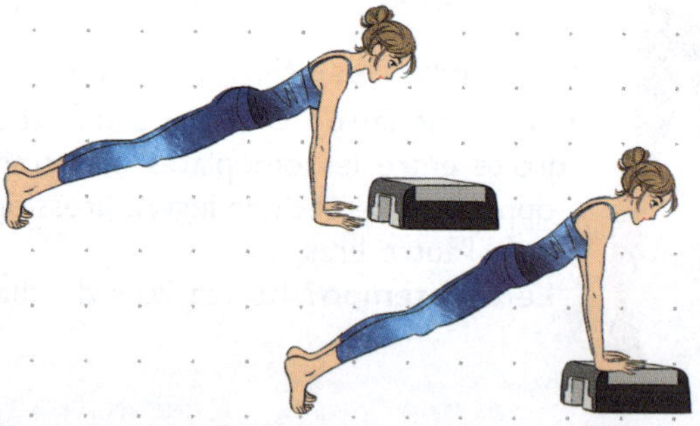

3. Les ciseaux sur step

C'est bon pour : faire monter le cardio.

Comment faire ?
Debout face au step, un pied posé sur le bord du step, donnez une impulsion vers le haut et changez de pied. Gardez les genoux souples et posez seulement la moitié avant du pied sur le step.

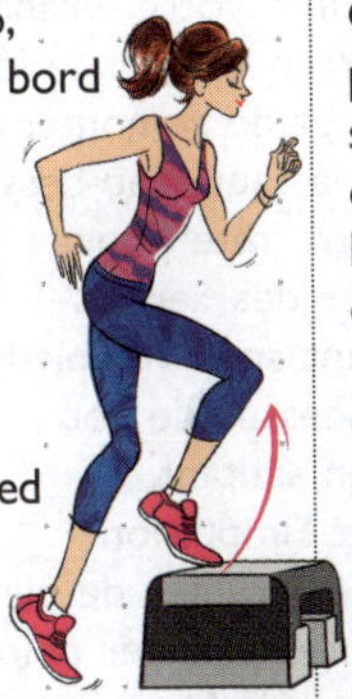

4. Les pompes mains décalées

C'est bon pour : le renforcement du haut du corps : poitrine, triceps, épaules.

Comment faire ? Placez-vous en position de pompes, les deux mains sur le step. Écartez une main hors du step et posez la main à plat au sol en pliant les coudes à 90 degrés, puis expirez et repoussez le sol pour replacer la main sur le step. Alternez. Conservez les hanches alignées. Mobilisez votre ceinture abdominale et maintenez votre dos droit pendant tout le mouvement.

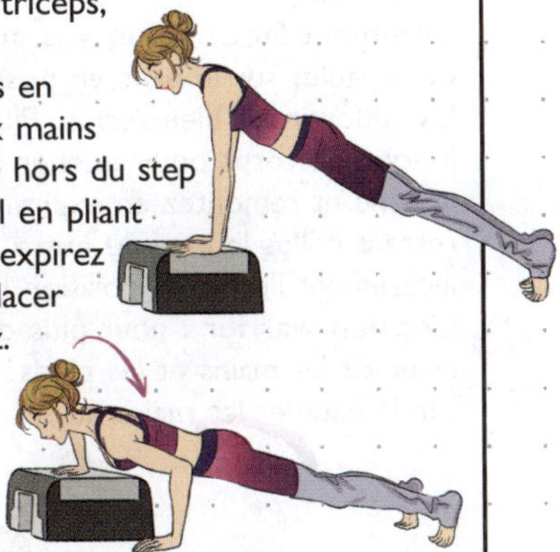

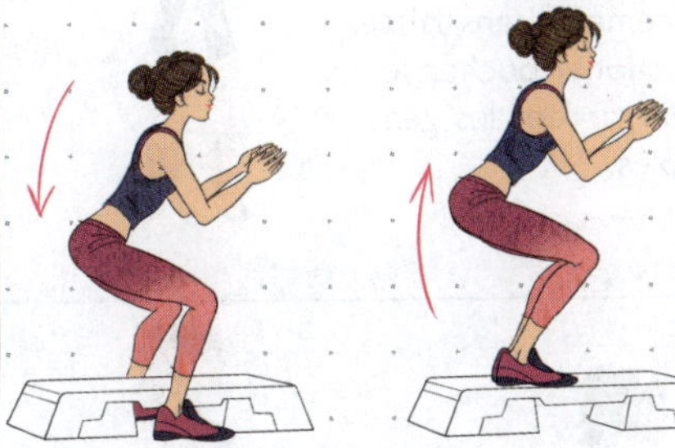

5. Le drop squat

C'est bon pour : l'ensemble du bas du corps, mais aussi pour faire monter le rythme cardiaque et brûler un max de calories !

Comment faire ? En position de squat, les deux pieds entre le step, sautez et posez les deux pieds au milieu du step, puis donnez une seconde impulsion pour revenir en position de départ, et enchaînez. Gardez toujours le buste droit et les genoux souples.

Mon circuit optionnel spécial outdoor

Il fait beau ? Vous avez envie de changer d'air ? Pourquoi ne pas vous essayer à ce circuit HIIT en outdoor ? Cette séance facultative est dédiée à celles qui ressentent le besoin de sortir s'entraîner, de profiter des espaces verts près de chez elles. Elle s'intègre parfaitement à ces 2 semaines de training HIIT. Très intense, elle fait travailler votre capacité cardio-vasculaire et cible le renforcement musculaire de l'ensemble du corps. Une séance très complète qui pourra parfaitement remplacer l'un des workouts HIIT classique. Effort et fun seront au rendez-vous !
Enfin, avant de vous lancer, **pensez à vous échauffer** (voir p. 43).

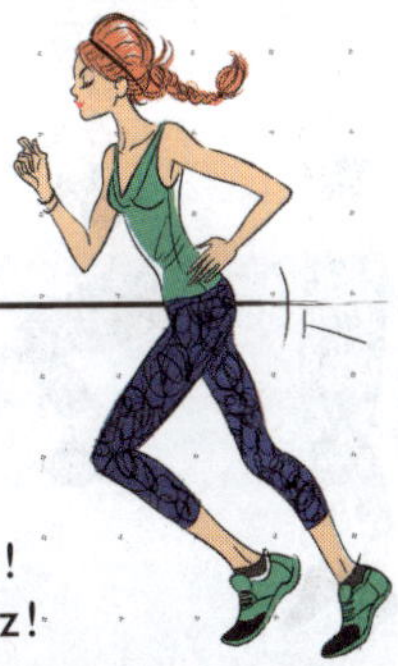

1. Le sprint

C'est bon pour : faire monter le cardio en flèche !

Comment faire ? Sprintez le plus vite et le plus loin possible sur une ligne droite, pendant toute la durée de l'intervalle. Attention à bien lever les pieds ! Profitez des quelques secondes de repos pour revenir sur vos pas et repartez !

2. Les pompes serrées sur un banc

C'est bon pour : le renforcement des triceps et le gainage.

Comment faire ? Placez vos mains de la largeur des épaules sur le banc en position de pompes, les abdominaux bien serrés. Pliez les coudes le long du corps pour amener la poitrine vers le banc et remontez en expirant. Les coudes restent collés le long du buste et sont toujours légèrement fléchis en position haute.

L'option warrior : pour plus de difficultés, inversez les mains et les pieds ! Posez les pieds sur le banc et les mains au sol.

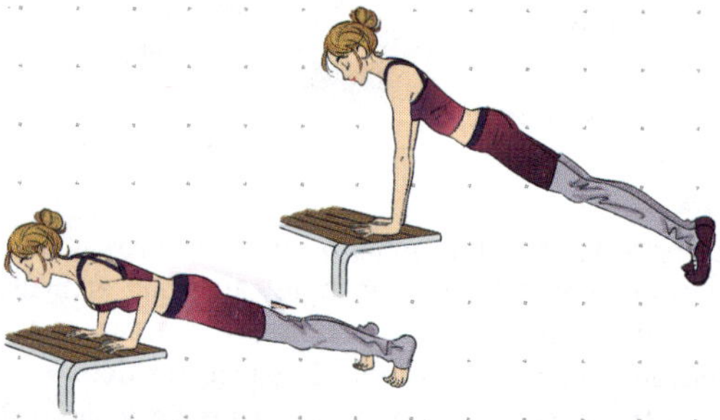

3. La corde à sauter

C'est bon pour : faire monter le rythme cardiaque et brûler un max de calories !

Comment faire ? L'exercice vous rappellera votre enfance. Il suffit de démarrer les bras le long du corps et de remonter la corde à sauter au-dessus de votre tête pour réaliser des cercles passant sous vos pieds et au-dessus de votre tête en sautant. Prenez l'impulsion avec les pointes de pieds qui doivent rester pointées vers le sol. Atterrissez doucement, sans laisser vos talons toucher le sol et en gardant les genoux souples.

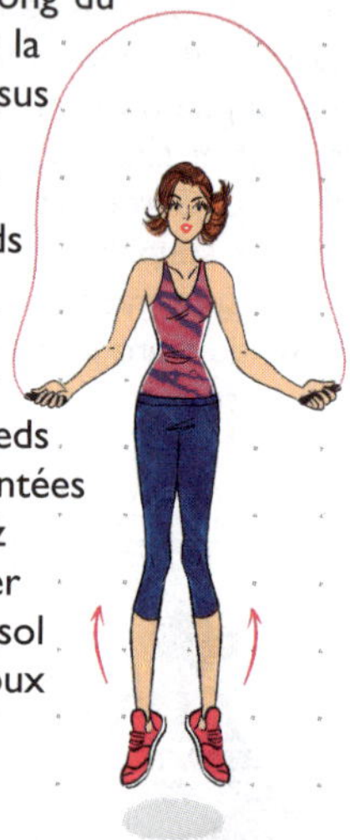

4. Les dips

C'est bon pour : renforcer les triceps.

Comment faire ? En appui sur les mains (sur le rebord d'une chaise, d'une table basse), coudes légèrement fléchis. Descendez vers le sol en fléchissant les coudes, jusqu'à ce que les bras soient parallèles au sol. Les coudes restent serrés, près du corps !

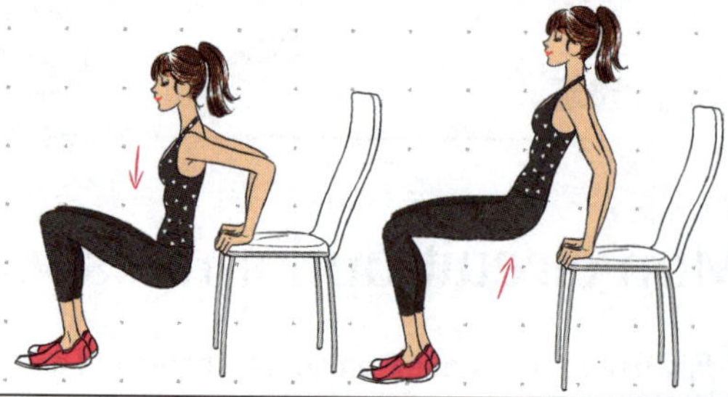

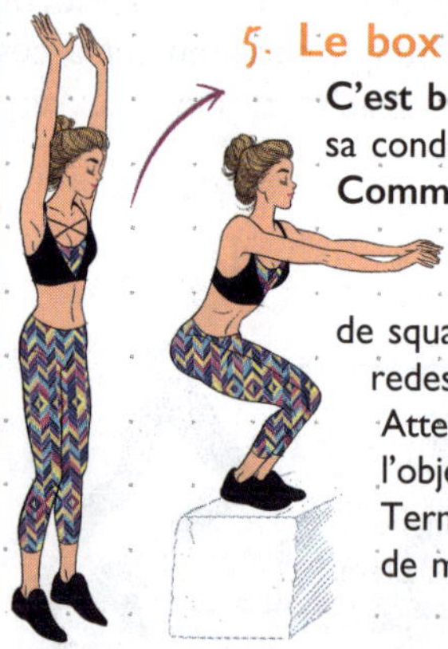

5. Le box jump

C'est bon pour : les cuisses et les fessiers, ainsi que pour améliorer sa condition physique de manière générale.

Comment faire ? Placez-vous devant un banc ou un autre support stable et solide, pieds écartés de la largeur du bassin. Pliez les jambes et donnez une impulsion pour sauter et atterrir sur le banc en position de squat. Une fois sur le banc, les pieds bien à plat, redressez-vous et redescendez du support un pied après l'autre.

Attention à ne pas choisir un support trop haut ! Pensez à un squat sauté : l'objectif est d'amener votre corps le plus haut possible.

Terminez votre séance outdoor par des étirements (voir p. 65), et un peu de marche rapide pour détendre vos muscles et vous oxygéner.

Ma récupération post-training

Du yoga pour soulager mes muscles

Les séances sont intenses et vous avez bien mérité de vous chouchouter. Les étirements font partie intégrante de vos séances de HIIT, vous ne devez pas les zapper. Si, en plus, vous ajoutez au quotidien des exercices de yoga, vous allez améliorer votre souplesse, lutter contre les raideurs et faciliter vos mouvements lors de vos séances. Lancez-vous !

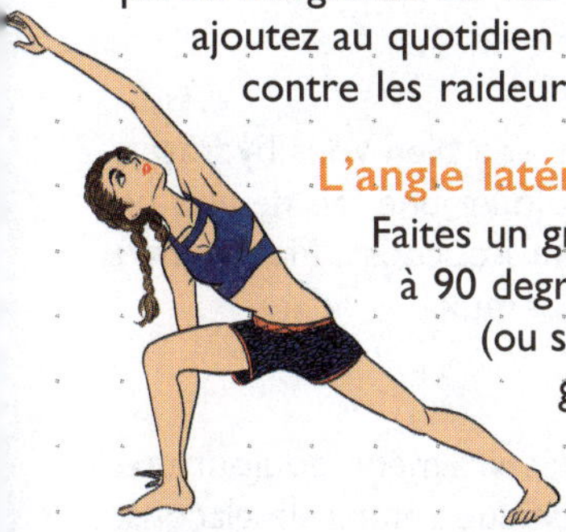

L'angle latéral

Faites un grand pas de côté avec la jambe gauche et fléchissez la jambe droite à 90 degrés. La cuisse doit être parallèle au sol. Posez la main droite au sol (ou sur une brique de yoga si vous ne touchez pas le sol) et étirez le bras gauche vers le plafond en ouvrant la poitrine.

Tenez la posture 30 secondes en respirant. Puis changez de côté.

C'est bien pour : renforcer les cuisses, les hanches et les chevilles et étirer les adducteurs, le dos et les hanches.

L'étirement de tout l'arrière du corps

En position assise, inspirez en levant les bras vers le ciel. Sur l'expire, attrapez selon votre souplesse les orteils, les chevilles, les mollets, en approchant le ventre des cuisses. Le mouvement part du bassin, pensez à garder le dos bien droit. Une fois que vous avez atteint l'étirement maximum (sans vous faire mal), relâchez la tête entre les bras. Gardez la position quelques instants en respirant doucement. Redressez-vous lentement.

C'est bien pour : étirer l'arrière du corps (dos et muscles ischio-jambiers).

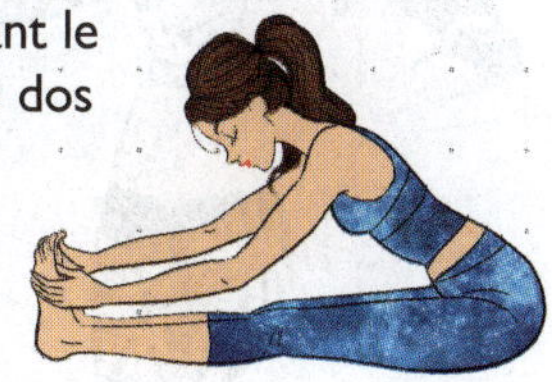

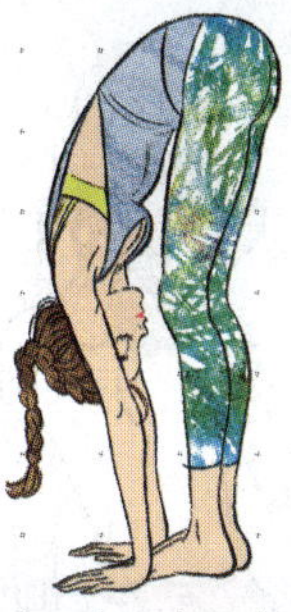

La cigogne

Les pieds joints, levez les bras vers le plafond en baissant les épaules. Penchez-vous en avant en expirant. Placez vos mains à côté de vos pieds si vous le pouvez. Gardez la colonne vertébrale bien allongée et le menton vers les jambes. Le bassin avance pour rapprocher le ventre des cuisses mais sans arrondir le dos. Le poids du corps est sur l'avant des pieds et non dans les talons. Poussez les pieds dans le sol et étirez le bassin vers le ciel. Respirez 3 fois profondément en relâchant la tête.

Pour vous redresser, pliez légèrement les genoux et déroulez le dos doucement.

C'est bien pour : étirer les ischio-jambiers et le dos.

Help, j'ai des crampes !

La crampe vous prend par surprise alors que vous ne vous y attendez pas… Un muscle se contracte involontairement et brutalement, provoquant une douleur plus ou moins intense. Généralement, elle touche plutôt les membres inférieurs (mollets, orteils, plante des pieds).

Quand la crampe survient, le muscle est comme tétanisé, il ne peut plus bouger. Si vous êtes prise d'une crampe pendant votre séance, vous n'aurez d'autre choix que de vous arrêter. La crampe apparaît lorsque la pression intramusculaire augmente brutalement, ce qui provoque un manque d'oxygène dans le muscle. La fatigue musculaire, une déficience énergétique, une baisse du taux de sodium dans le sang, un déficit en magnésium, calcium, potassium, et/ou sodium, l'effort intense, des exercices réalisés en apnée, la déshydratation… tous ces facteurs peuvent favoriser la survenue des crampes.

Comment éviter les crampes ?

Pendant l'effort, pensez à bien respirer pour oxygéner vos muscles et à bien vous hydrater. **Au quotidien**, pour minimiser le risque de crampes, l'alimentation va jouer une fois de plus un rôle clé. Il est conseillé de boire une eau faiblement minéralisée (Mont Roucous®, Montcalm®) pour favoriser un bon équilibre en potassium, sodium et autres minéraux.

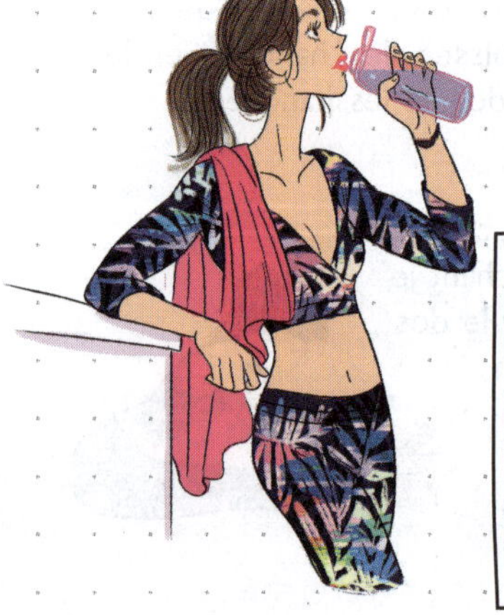

Comment faire passer une crampe ?

Étirez doucement le muscle. Et si c'est vraiment douloureux, appliquez sur la crampe un sac en plastique rempli de glaçons. Le froid anesthésie la douleur.

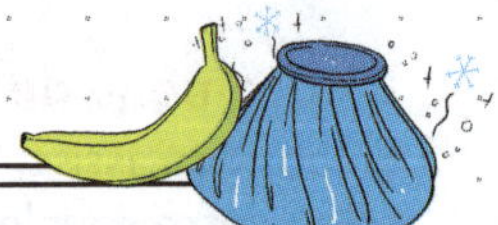

> **Le tip de Clem**
>
> « Les crampes surviennent souvent à cause d'un manque de magnésium ou d'une déshydratation. Si vous êtes souvent sujette aux crampes, mangez davantage d'aliments en contenant, comme les bananes, et pensez à faire une cure de magnésium au besoin, durant au moins 3 mois ! »

Beauty corner : la cosméto booste mes séances

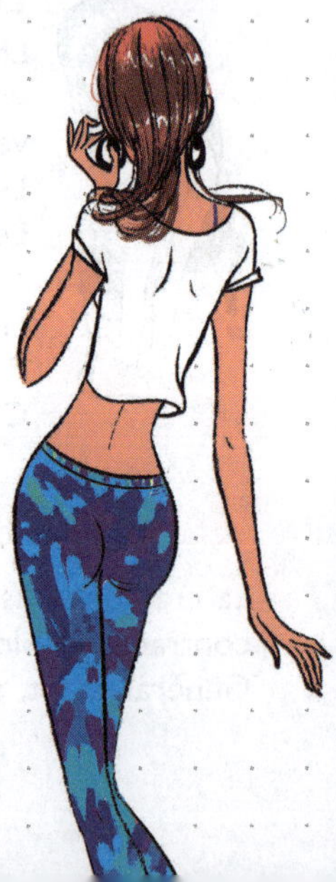

Après la mode qui a lancé la tendance « athleisure » (contraction des mots « athlète » et « leisure », loisirs en anglais) c'est au tour de la beauté de s'inspirer de la salle de sport.
De nouveaux cosmétiques se déclinent en version workout. Si l'active beauty en est encore à ses prémisses, elle promet de nous donner un coup de pouce pour nous aider à maximiser nos efforts !

Booty minceur

C'est le cas notamment de certains shortys anticellulite dont les formules ont été développées pour avoir un effet renforcé pendant l'effort (Lytess®). Et que penser de soins comme Morphofitness® d'Esthederm qui décuple les effets de votre séance sur la minceur ?

Le soin augmente la dépense d'énergie pendant et après l'effort. Comment? La formule mime les effets de l'entraînement au niveau de la cellule et augmente la combustion des graisses, qui servent alors d'énergie pour réaliser l'effort.

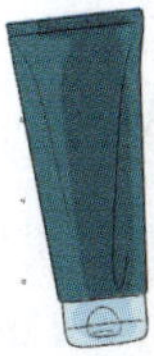

Émulsion fermeté

Et puis, il y a aussi les crèmes qui prennent soin de nous en mode récup' en compensant les pertes en minéraux de la peau liée à la transpiration (Skin Fitness® de Biotherm).
Bien évidemment, il ne faut pas attendre de miracle de ces produits. On est dans le domaine de la cosmétique, n'en espérez pas un changement radical, simplement une aide supplémentaire qui vous invite à vous chouchouter!

Nutrition : je booste mes performances

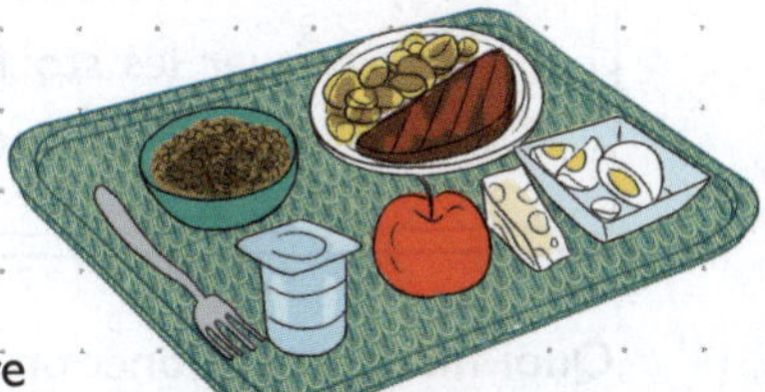

Vous avez atteint un nouveau palier. Bravo! Pendant les 2 premières semaines, vous avez corrigé vos petites manies. Résultat, votre assiette ne plombe pas vos efforts. Pour ce challenge des 3e et 4e semaines, vous allez apprendre à mettre votre alimentation au diapason de vos séances, à faire le plein de bons nutriments et à choisir les bons en-cas avant et après votre training, histoire de mettre toutes les chances de votre côté et de progresser encore plus vite!

Je mange quoi avant et après une séance?

Pour booster vos performances et votre récupération, une alimentation équilibrée au quotidien est primordiale, vous le savez. Mais en choisissant judicieusement les aliments que vous allez consommer avant et après votre séance de HIIT, vous pouvez fournir à votre organisme tout ce dont il a besoin pour se donner à fond et pour ensuite récupérer correctement… et repartir de plus belle!

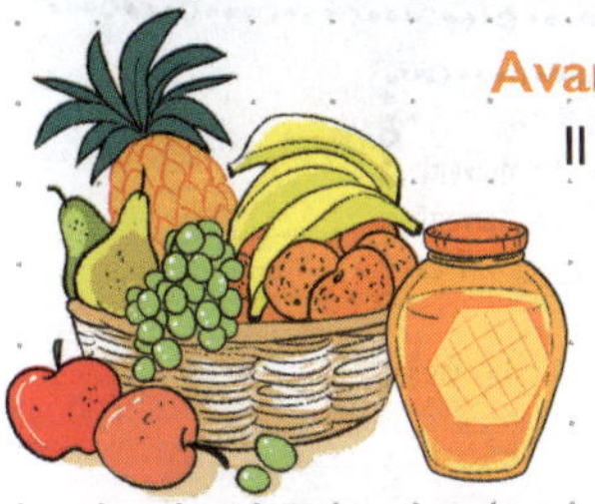

Avant l'effort, de l'énergie avec légèreté

Il est tout à fait possible de grignoter quelque chose un peu avant votre workout. Mais votre collation doit être légère, digeste et pas trop grasse, sinon gare aux sensations de lourdeur! Elle doit vous apporter des sucres rapides, que votre corps va utiliser immédiatement. **En panne d'idée?** Prenez un fruit frais, une tartine de pain avec du miel, une compote.

Après l'effort

Juste après l'effort s'ouvre la fenêtre métabolique. L'organisme absorbe avec une efficacité accrue les nutriments pour reconstituer les stocks énergétiques. Après une séance de HIIT qui mêle à la fois cardio et renforcement musculaire, votre repas ou en-cas doit être riche en minéraux et protéines pour favoriser la récupération et restituer les stocks (sodium, protéines, glucides).

Le bon combo ? Sucre et protéines. En fonction de l'heure du repas suivant, ce peut être un yaourt à boire, un smoothie, une banane, du pain avec une barre de chocolat noir…

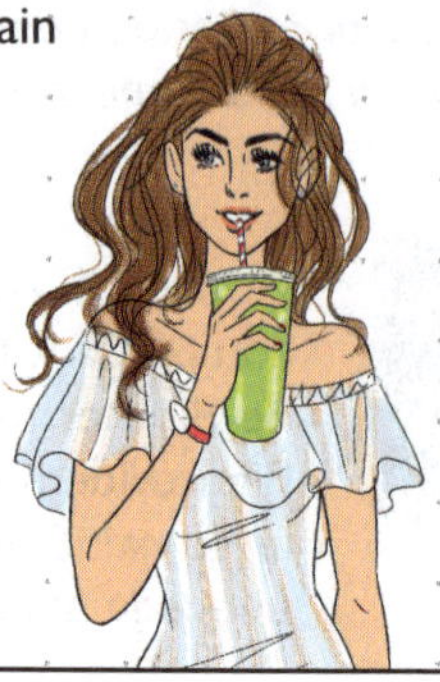

La fenêtre métabolique

À la fin d'une séance intense, comme en HIIT, les réserves en nutriments (glucose notamment) sont au plus bas. Pour fournir l'effort, votre corps a puisé dans ses stocks (ce qui permet de brûler un max de calories) et il a besoin de recharger ses batteries au plus vite. Il se met alors en « marche rapide », c'est le moment où il assimile avec une efficacité décuplée glucides et protéines pour recomposer les stocks brûlés. C'est la fenêtre métabolique. Pendant ce laps de temps, pas question d'avaler n'importe quoi. L'en-cas ou le repas idéal se compose de glucides complexes et d'une belle portion de protéines et doit être pris au mieux dans les 30 minutes suivant la séance.

Les 3 étapes indispensables après l'effort

1. Réhydrater et reminéraliser l'organisme (voir l'importance de l'hydratation p. 29).
2. Reconstituer les stocks de glycogène grâce aux glucides.
3. Favoriser la récupération musculaire avec des protéines.

Quoi manger, en fonction des séances dans une journée ?

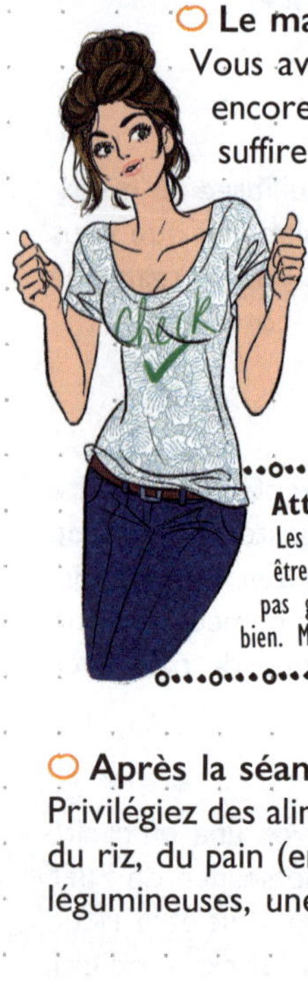

Le matin, vous avez juste besoin d'un snack

Vous avez une séance en matinée et devez patienter encore un peu jusqu'au prochain repas ? Un fruit peut suffire pour recharger les réserves en glucose. Un smoothie est également une bonne idée. En mixant une banane avec un peu de fromage blanc et du miel, vous ferez le plein de glucides et de protéines de façon gourmande et healthy !

5 en-cas fit et healthy

- Un fruit frais (banane, pomme, fruits rouges)
- Une poignée de fruits secs (raisins, abricots, figues) ou de graines (noix, amandes, graines de courge)
- Un smoothie
- Une tartine de Wasa Fibres® avec du beurre de cacahuètes (100 % sans huile de palme, sans sucre ajouté)
- Une barre de céréales maison

Attention aux excès de calories

Les en-cas avant et post-séance s'inscrivent dans votre routine alimentaire quotidienne. Ils doivent être structurés et, si vous cherchez à perdre du poids et affiner votre silhouette, ils ne doivent pas générer d'apport calorique supplémentaire. Vous prenez un en-cas après votre séance ? Très bien. Mais vous devrez en tenir compte pour le repas suivant.

Après la séance, c'est l'heure du déjeuner

Privilégiez des aliments à index glycémique bas, comme des pâtes, du riz, du pain (en version complète), du quinoa, ainsi que des légumineuses, une portion de protéines et un fruit.

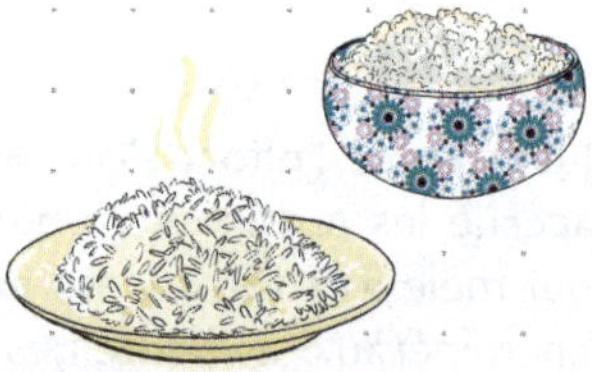

Votre séance se déroule en fin d'après-midi, vous dînez ensuite

Si vous faites une séance tardive (ce qui n'est pas trop conseillé car cela risque d'influer sur la qualité de votre sommeil), prévoyez un dîner léger : un œuf à la coque, un petit bol de quinoa et une compote, par exemple, ou du poisson avec des légumes cuits à volonté et une belle tranche de pain complet.

Les conseils de Marie-Laure André, diététicienne-nutritionniste
« Quand on s'entraîne le soir, il faut éviter les repas trop copieux après la séance qui perturbent le sommeil et la récupération. Évitez les dîners riches en céréales, préférez les légumes cuits aux crudités qui se digèrent plus facilement. »

Les 6 superaliments qui optimisent les performances et la récupération

On les appelle « superaliments » car leurs qualités nutritionnelles sont exceptionnelles. Ils sont extrêmement riches en nutriments, vitamines, fer, minéraux, protéines, acides gras essentiels et oligoéléments... Rien que ça ! S'ils n'ont rien de magique, leur richesse nutritionnelle est un véritable atout pour la sportive en quête de performances que vous êtes !

1. La spiruline

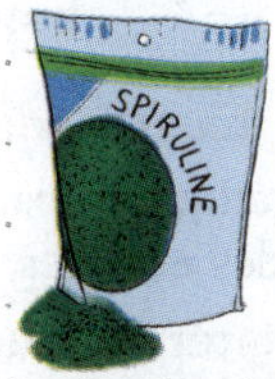

L'algue prisée des alimentations diététiques et des jus détox est également une alliée pour la sportive en période d'entraînement. Elle apporte notamment des protéines complètes et des acides aminés, des vitamines (B, E), des minéraux, des acides gras essentiels.

L'intérêt pour la HIIT girl ? Ses antioxydants et acides gras essentiels combattent les radicaux libres engendrés par l'effort qui favorisent un état inflammatoire. Elle est particulièrement adaptée aux entraînements intenses comme le HIIT et aide à la récupération.

Comment je la consomme ? Pour profiter pleinement de ses vertus, incorporez-la à une soupe de riz-lentilles corail, dans un plat de riz, de quinoa, saupoudrée sur des légumineuses (pois chiches, haricots rouges), mélangée à un jus. Et si vous n'aimez pas son goût particulier (ni la couleur qu'elle donne aux plats), avalez-la sous forme de comprimé avec un grand verre d'eau.

2. Les graines de chia

Quand on parle de superaliments, difficile de ne pas citer la petite graine qui en fait des tonnes ! La graine de chia est 2 fois plus riche en protéines que les autres graines (17 g/100 g). Elle contient aussi 2 fois plus de potassium que la banane et 5 fois plus de calcium que le lait.

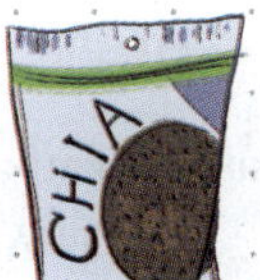

L'intérêt pour la HIIT girl ? Leurs protéines qui aident à construire les muscles et leur taux de potassium indispensable pour la contraction musculaire.

Comment je les consomme ? Ajoutez 1 c. à c. dans votre müesli au petit déj ou mélangez 40 cl de boisson végétale à 4 c. à s. de graines de chia et laissez gonfler toute la nuit pour obtenir un chia pudding à savourer au réveil. Pour un chia pudding « pumpé », ajoutez un peu de miel ou de sirop d'agave et en topping des myrtilles surgelées.

3. Le kéfir

Le kéfir est une boisson issue de la fermentation du lait. Ses ferments (probiotiques) participent au rééquilibrage de la flore intestinale et renforcent les défenses immunitaires.

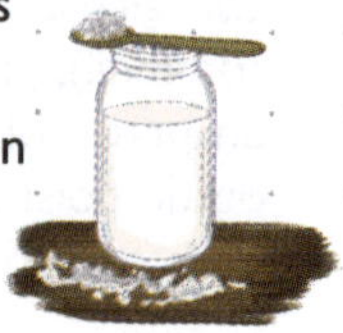

L'intérêt pour la HIIT girl ? Le kéfir permet de lutter contre les troubles digestifs que le sport à haute intensité peut parfois provoquer.

Comment je le consomme ? Juste avant votre workout du soir. Riche en tryptophane (un acide aminé), le kéfir facilite aussi l'endormissement.

4. Les œufs

Moins exotiques que les graines de chia ou la spiruline, les œufs ont pourtant toute leur place dans le placard de la HIIT girl. Riches en calcium, fer, phosphore, ils sont constitués de 13 % de protéines (8 acides aminés essentiels).

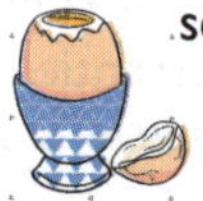

L'intérêt pour la HIIT girl ? Les œufs assurent la régénération des muscles et du squelette. Ils sont une excellente alternative protidique pour les végétariennes (voir chapitre sur les protéines, p. 85).

Comment je les consomme ? Avant ou après votre entraînement. À la coque, brouillés ou mollets, ils sont le plus digestes.

5. La banane

Pratique, la banane s'emporte partout et fait un très bon en-cas de l'effort. Riche en eau, glucides et fibres, c'est une excellente source d'énergie à consommer avant ou après le workout.

L'intérêt pour la HIIT girl ? Elle participe au bon niveau d'hydratation et aide à la récupération musculaire. L'un des fruits star des sportives averties !

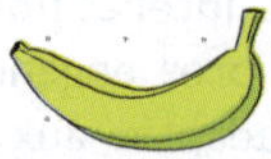

Comment je la consomme ? En smoothie avec un kiwi pour les vitamines, en en-cas, écrasée et mélangée à du fromage blanc.

6. La carotte

En voilà une qui ne paye pas de mine, même si elle donne bonne mine ! La carotte fait partie de ces superaliments bon marché que l'on devrait retrouver dans tous les bacs à légumes. Gorgée de vitamine A, elle est un super antioxydant.

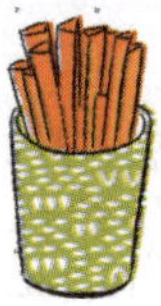

L'intérêt pour la HIIT girl ? Elle aide l'organisme à lutter contre les radicaux libres générés pendant l'effort et participe à la bonne cicatrisation des lésions musculaires.

Comment je la consomme ? Passée à l'extracteur, sous forme de jus, elle fait un excellent snack, ou bien coupée en bâtonnets à grignoter après la séance.

Vrai/faux : sport et nutrition, comment booster mes performances ?

- Une mauvaise hydratation peut entraîner des blessures musculaires. ☐ Vrai ☐ Faux

Vrai.

Une bonne hydratation avant, pendant et après l'effort est indispensable pour éviter les crampes, les blessures, les baisses de performances. Par ailleurs, une bonne hydratation favorise une meilleure récupération, et donc un retour aux entraînements plus facile.

- ☐ Les fruits secs sont de vrais cocktails énergétiques. ☐ Vrai ☐ Faux

Vrai.

Les fruits secs sont de vrais concentrés d'énergie (comptez environ 300 kcal pour 100 g). Ils sont riches en minéraux et oligoéléments, en calcium, magnésium, vitamines B5 et B9, zinc, potassium. Pour en profiter pleinement, glissez-en (abricots secs, dattes, raisins secs) dans vos céréales du petit déjeuner ou grignotez-en en cas de petite faim.

- ☐ La HIIT girl ne peut pas se passer du sucre. ☐ Vrai ☐ Faux

Vrai.

Mais pas n'importe lequel. Le sucre, ou plutôt les glucides, est le carburant de l'organisme et la sportive en a besoin pour atteindre et dépasser ses objectifs. Les sucres complexes (pain, biscottes, riz, pâtes, légumes secs…) constituent les réserves énergétiques quand les sucres simples servent à booster l'organisme en cas de baisse de régime.

Mon 2e bilan HIIT training

Vous venez de terminer ce deuxième cycle, haut la main… on l'espère ! Le moment est donc venu de refaire un petit bilan. Et comme lors du premier cycle, si vous avez trouvé le rythme trop intense, n'hésitez pas à reprendre une semaine supplémentaire avant de passer au troisième niveau qui, lui, va vous faire atteindre vos limites !

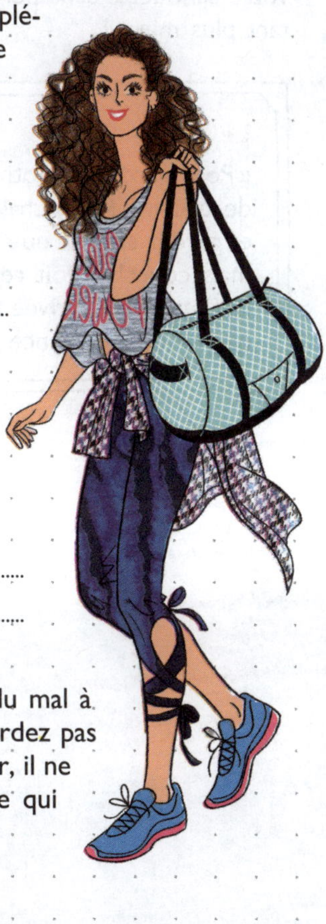

Ce qui me motive à continuer

- ☐ Je mange plus sainement
- ☐ J'ai commencé à m'affiner/perdre du poids
- ☐ Je me sens nettement mieux dans mon corps
- ☐ Autre : ....

Côté exercices

L'exercice que j'ai trouvé le plus facile : ....

L'exercice avec lequel j'ai le plus de difficultés : ....

Au cours de ce deuxième cycle, comment ai-je progressé ?

....

....

Pourquoi mon corps fait de la résistance ?

Malgré vos efforts à l'entraînement et dans l'assiette, vous avez du mal à perdre du poids ? Sur la balance, le chiffre ne diminue pas ? Ne perdez pas espoir. Comme nous l'avons déjà vu, le chiffre n'est qu'un indicateur, il ne dit pas tout. Toutefois, nous allons passer en revue ensemble ce qui peut vous empêcher de perdre du poids.

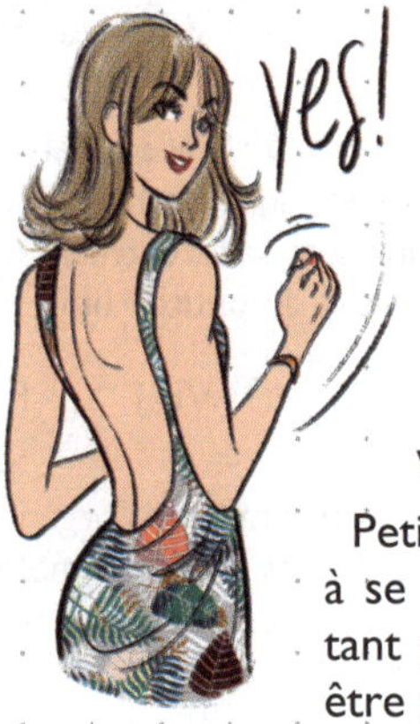

Vous vous autorisez un peu plus d'écarts ?

Sous prétexte de vous être lancée dans un programme à haute intensité qui brûle un max de calories, vous vous octroyez plus de petits plaisirs qu'auparavant ? Souvenez-vous que le sport seul, même du HIIT, ne suffit pas pour perdre du poids. Si la balance énergétique n'est pas inversée, il n'y aura pas de résultat sur la perte de poids.

Vous avez pris du muscle

Petit à petit, le muscle commence à se développer et la masse grasse à se réduire. Résultat, sur la balance, ça ne bouge pas beaucoup. Mais tant pis ! Le plus important est que votre silhouette commence déjà à être plus musclée, plus fine, plus fit, plus ferme !

Vous n'avez pas de poids à perdre

Eh oui, vous êtes-vous réellement posé la question ? Il faut faire la différence entre ce dont vous rêvez et la réalité. Si vous avez déjà atteint votre poids de forme, que votre IMC est normal, que vous avez une alimentation équilibrée sans excès, vous n'allez pas perdre de kilos. En revanche, grâce au HIIT, vous pouvez redessiner votre silhouette sans perdre un gramme et paraître pourtant plus mince !

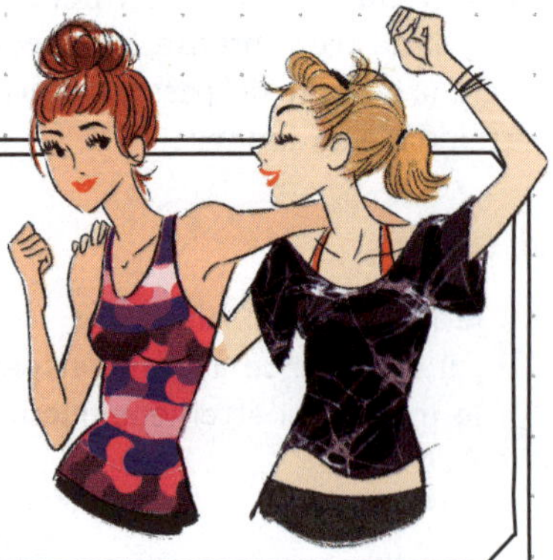

Le tip de Clem

« Pour garder la motivation après votre premier mois de training HIIT, challengez-vous avec avec vos amis et gardez en tête que l'entraînement est certes intense mais court ! Il doit rester un plaisir. Pensez à la satisfaction d'être arrivée au bout et à l'effet coup de boost qu'une bonne séance peut avoir sur vous ! »

Chapitre 5

Semaines 5 et 6

Je me dépasse en mode « animal » !

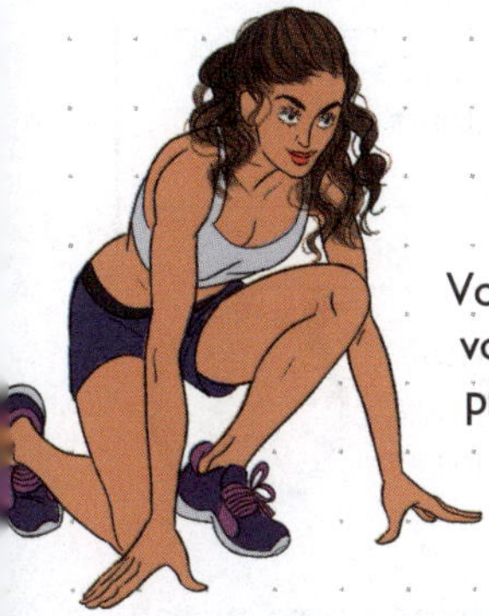

Vous voilà arrivée sur la dernière ligne droite ! Après 1 mois d'entraînement, vous commencez à voir les résultats de vos efforts : une silhouette canon se profile à l'horizon. Maintenant que votre corps est habitué à l'effort intense et régulier, vous êtes en mesure de tout donner. L'intensité des 5e et 6e semaines va donc grimper encore d'un niveau. Vous allez découvrir un programme très intense mais aussi très ludique : le training « animal ».

Mon programme « animal »

C'est un entraînement mixant exos classiques et exos inspirés du monde animal sélectionnés pour pimenter votre training ! Il s'agit d'exercices plus difficiles à réaliser, car ils imposent de maintenir une posture bien alignée et un gainage solide, effectués en alternance avec les incontournables du HIIT. Le challenge monte d'un cran !
Avec un exo supplémentaire et des ratios qui évoluent, ces 2 prochaines semaines promettent de vous repousser dans vos retranchements. À la clé : encore plus de puissance, des muscles qui s'affûtent (sans effet gonflette) et du fun grâce à des exos imaginatifs. Si cela vous semble difficile à tenir, vous pouvez revenir aux ratios effort/pause des 3e et 4e semaines ou réduire la vitesse d'exécution des mouvements. Et si vous en avez encore sous la semelle, boostez vos entraînements en vous frottant aux options warrior. C'est parti !

	Lundi	Mardi	Mercredi	Jeudi	Vendredi	Samedi	Dimanche
Semaine 5	HIIT **circuit haut du corps & cardio**	*Récup' (marche rapide)*	HIIT **circuit abdos**	*Récup' (marche rapide)*	HIIT **circuit bas du corps**	*Récup' (marche rapide)*	*Récup'*

	Lundi	Mardi	Mercredi	Jeudi	Vendredi	Samedi	Dimanche
Semaine 6	HIIT **circuit abdos**	*Récup' (marche rapide)*	HIIT **circuit haut du corps & cardio**	*Récup' (marche rapide)*	HIIT **circuit bas du corps**	*Récup' (marche rapide)*	*Récup'*

Mon training : je galbe l'ensemble de ma silhouette

Quel ratio pour moi ?

Ce changement d'intensité et de rapport dans les ratios ne devrait plus vous effrayer maintenant. Référez-vous à votre niveau pour trouver le ratio qui vous correspond.

Niveau 1 : Débutante	Niveau 2 : Intermédiaire	Niveau 3 : Confirmée
○ 30 s d'effort/20 s de repos ○ Réalisez 3 tours	○ 40 s d'effort/20 s de repos ○ Réalisez 3 à 4 tours selon votre forme du jour	○ 45 s d'effort/15 s de repos ○ Réalisez 4 tours
Pour chaque niveau : 1 min 30 de récup' entre les tours		

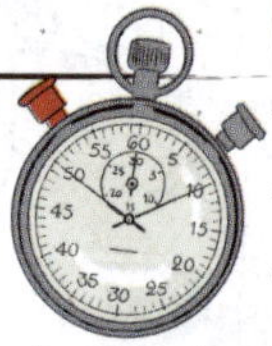

Par exemple : une débutante va effectuer le premier exercice durant 30 s, suivies de 20 s de repos et enchaîner sur le deuxième exercice de façon identique. À la fin des 5 exercices, elle fera une pause d'1 min 30 avant un nouveau round !

Et pour aller encore plus loin…

Répétez 3 à 4 fois le même exercice en respectant les ratios indiqués selon votre niveau et le temps de récup' entre les tours avant de passer à l'exercice suivant. Vous verrez que cette méthode de travail complique encore un peu plus votre séance de HIIT !

Je commence par bien m'échauffer

Une bonne séance commence par un bon échauffement !

Mon échauffement cardio-vasculaire

Courez 5 min sur place à faible intensité. (Voir p. 43.)

Mon échauffement articulaire

Faites des rotations avec vos poignets, vos chevilles, vos bras, votre bassin et vos chevilles, pendant 2 à 3 min. (Voir p. 43.)

Mon échauffement musculaire

10 squats, 5 pompes genoux et 10 jumping jacks (cardio). (Voir p. 33.)

Mon 1er circuit : bas du corps et cardio

Objectif : renforcement et puissance des membres inférieurs. Les cuisses et les fessiers sont plus forts, les jambes plus puissantes, un atout pour améliorer la vitesse de course des runneuses.

Mon niveau : .... (voir ci-dessus) soit .... d'effort/.......... de repos
Je réalise .... tours avec 1 min 30 de récup' entre les tours.

Durée de la séance : selon mon niveau, entre 15 et 20 min, hors échauffement et retour au calme.

1. Les frog jumps

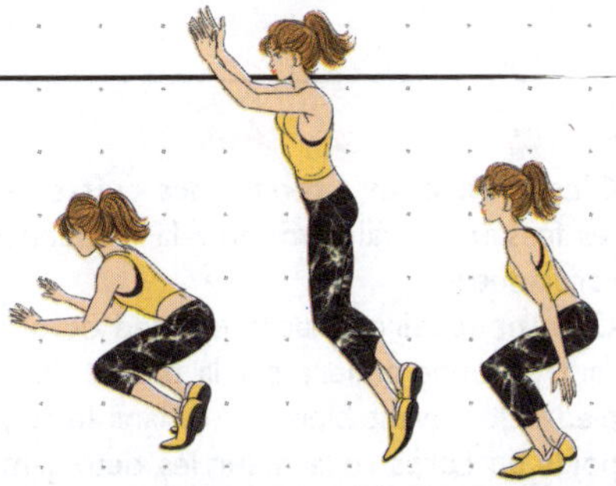

C'est bon pour : le gainage abdominal et les cuisses.
Comment faire ? Debout, pieds largeur des hanches. Faites un squat, puis donnez une impulsion vers l'avant avec l'ensemble de votre corps. Atterrissez en position de squat. Faites 2 sauts avant, puis 2 sauts arrière sans vous arrêter. Voir aussi p. 36, « Les bonnes postures : do & don't »

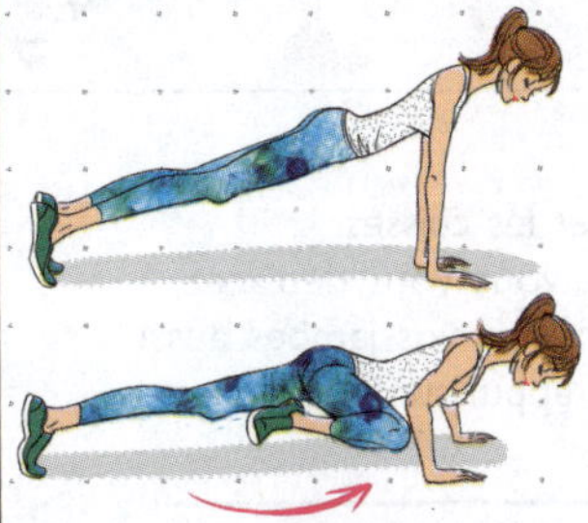

2. Les spiderman push ups

C'est bon pour : tonifier les bras et l'ensemble du haut du corps.
Comment faire ? Placez-vous en position de pompe. Pliez vos coudes pour descendre vers le sol, soulevez un pied et allez chercher le coude du même côté avec votre genou. Lorsque vous remontez, ramenez la jambe en position de départ. Répétez de l'autre côté.
L'option easy : bougez seulement les jambes, sans plier les bras !

3. Les squats 180

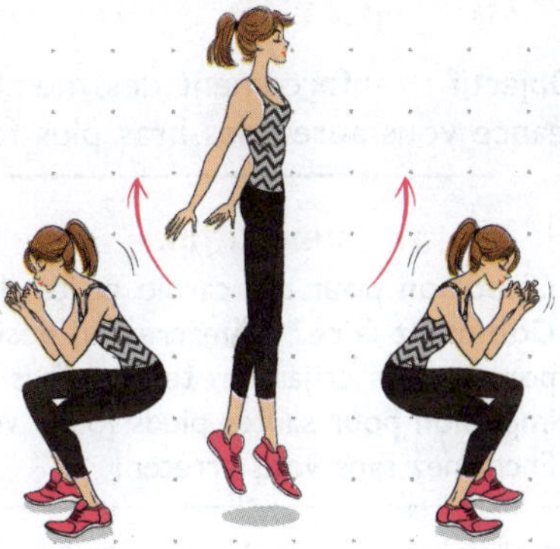

C'est bon pour : les cuisses, les fessiers, et la condition physique générale !
Comment faire ? Debout, pieds un peu plus larges que les épaules, mains le long du corps. Faites un squat sauté en pivotant sur vous-même. Amortissez le saut et refaites un squat.
Attention à bien maintenir votre posture : ne penchez pas le buste vers l'avant, restez bien droite. Lors du squat, gardez les talons au sol, le regard bien droit devant vous !
Option warrior : lorsque vous faites le demi-tour, faites un saut groupé (sautez en montant les genoux vers la poitrine).

4. La marche de l'ours (bear crowl)

C'est bon pour : le renforcement de l'ensemble du corps.
Comment faire ? Mettez-vous à quatre pattes, puis décollez les genoux en les gardant le plus près possible du sol (à quelques centimètres, plus ils sont bas, plus l'exercice sera difficile !). Commencez la marche en avançant une jambe et le bras opposé en même temps, puis l'autre côté. Faites 4 marches vers l'avant, puis 4 marches vers l'arrière.

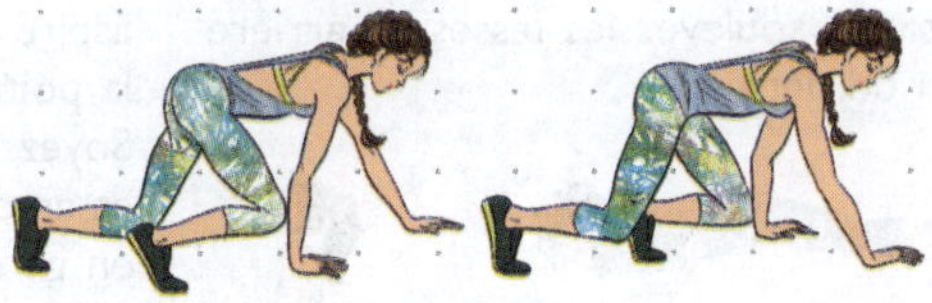

5. Les fentes sautées

C'est bon pour : tonifier les cuisses et les fessiers et faire monter la fréquence cardiaque !
Comment faire ? Placez un pied devant l'autre, jambe arrière sur la pointe de pied, talon avant bien ancré dans le sol, le poids du corps réparti sur les deux jambes. Saute en inversant vos pieds.

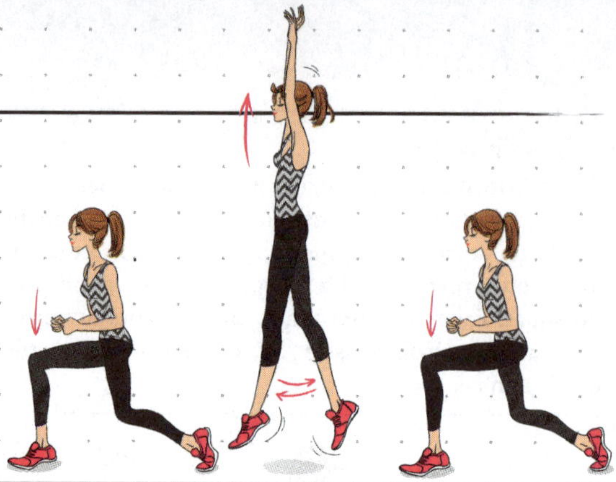

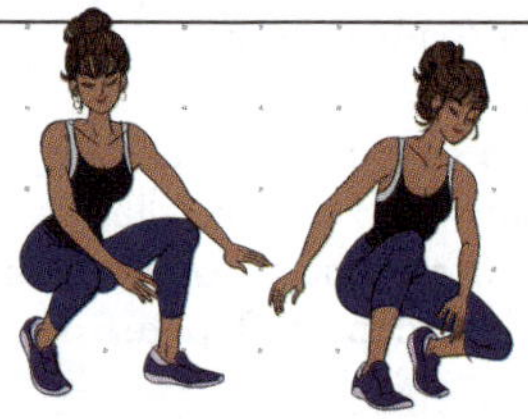

6. La marche du canard

C'est bon pour : les fessiers, les jambes et les cuisses.
Comment faire ? En position accroupie, vous vous déplacez d'avant en arrière. Vous devez descendre sur vos jambes aussi bas que possible. Restez bien droite, en appui sur les talons, le regard au loin.

Mon 2e circuit : haut du corps et cardio

Objectif : renforcement des membres supérieurs, en particulier les triceps. Grâce à cette séance vous aurez des bras plus forts et plus toniques.

1. Les monkey jumps

C'est bon pour : le cardio et les abdos.
Comment faire ? Démarrez en position de pompe, bras et jambes tendus. Puis donnez une impulsion pour sauter pieds joints vers vos mains. Enchaînez sans vous arrêter !

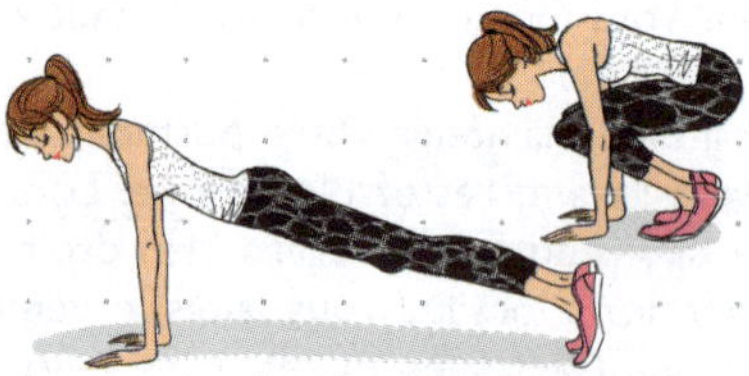

2. Le cobra push up

C'est bon pour : renforcer les triceps et les épaules et améliorer son gainage.
Comment faire ? Formez un V inversé ou une pyramide, les fesses en haut et les bras tendus alignés avec le dos. Descendez vers le sol en abaissant d'abord l'avant du corps, en faisant comme un arc de cercle. Puis remontez la tête et les épaules aussi haut que possible en redressant le buste. À partir de la position basse, soulevez les fesses en arrière pour revenir en position de départ.

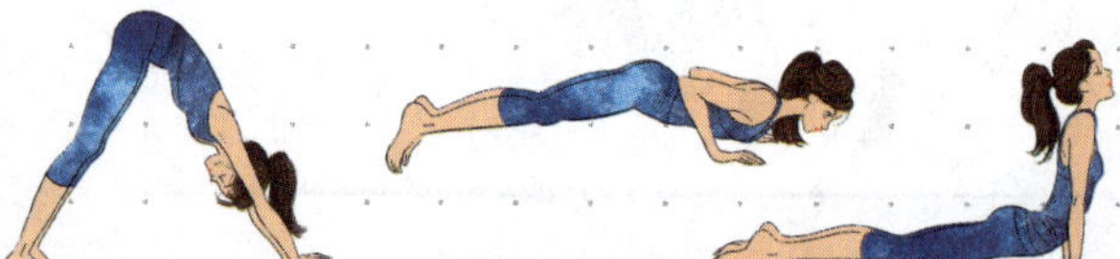

3. Les montées de genoux

C'est bon pour : faire monter le cardio !
Comment faire ? « Sprintez » sur place en montant les genoux vers la poitrine. Gardez le dos bien droit, le nombril aspiré vers la colonne, la poitrine sortie. Soyez légère sur le sol et amortissez les sauts en gardant les genoux souples.

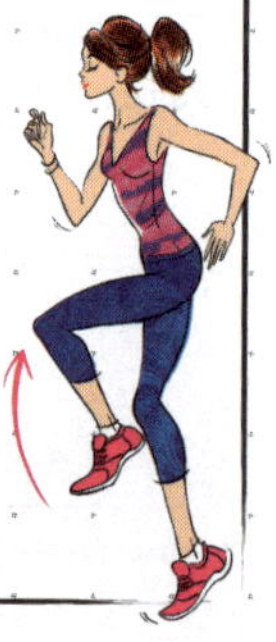

4. Le crab toe touch

C'est bon pour : renforcer les triceps et les abdos.
Comment faire ? En appui sur les mains, bassin décollé du sol, coudes légèrement fléchis et genoux en angle droit. Décollez bras et jambe opposée vers le plafond en essayant de toucher le pied avec la main. Engagez vos abdominaux ! Le bassin reste à la même hauteur.

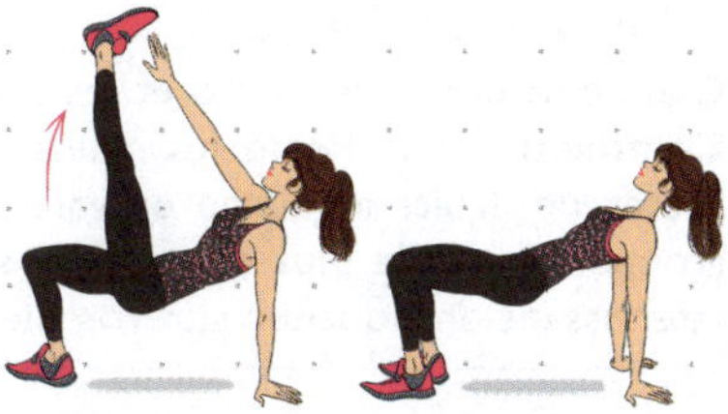

5. Les burpees

C'est bon pour : le cardio, bien entendu !
Comment faire ? Debout, dos bien droit, accroupissez-vous en plaçant les mains au sol. Projetez les pieds vers l'arrière, pour arriver en position de planche, bras tendus. Faites une pompe, sautez de nouveau en ramenant vos pieds près de vos mains. Redressez-vous, le dos droit, en sautant bras tendus vers le plafond.
Voir aussi p. 37, « Les bonnes postures : do & don't ».
Option warrior : réaliser un saut groupé à la fin, sauter en montant les genoux à la poitrine.

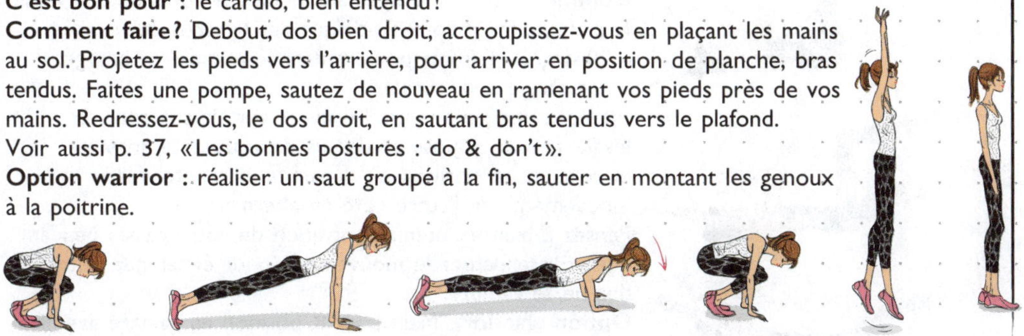

Mon 3e circuit : opération abdos

Objectif : renforcement des muscles de la sangle abdominale. On n'y pense pas souvent, mais des abdos forts jouent un rôle primordial dans le maintien corporel et une bonne posture, sans oublier un ventre plus plat.

1. Les seal jacks

C'est bon pour : le cardio.
Comment faire ? Même mouvement que les jumping jacks (p. 45), mais démarrez les bras écartés sur les côtés, puis ramenez-les au centre en sautant.

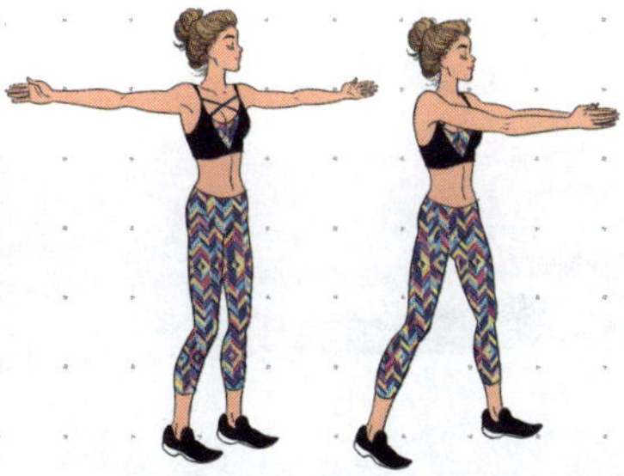

2. Le commando

C'est bon pour : renforcer l'ensemble du haut du corps.
Comment faire ? Face au sol, coudes sous les épaules, abdominaux serrés. Posez une main, puis l'autre sur le sol pour passer bras tendus. Expirez et reposez un coude, puis l'autre au sol, et enchaînez. Pensez à garder les épaules basses et évitez au maximum de bouger le bassin.

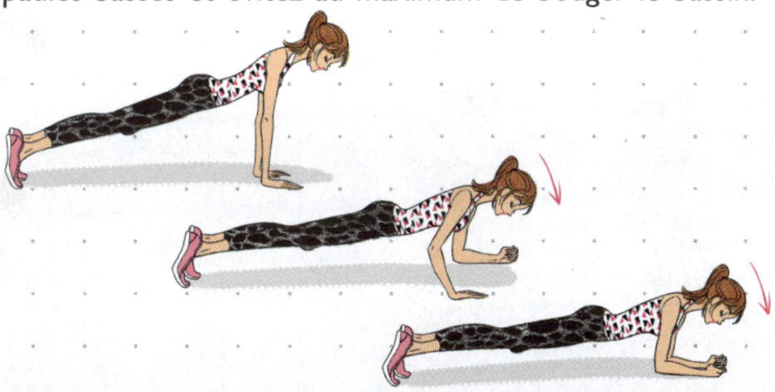

3. Le saut de lapin

C'est bon pour : le cardio et les bras.
Comment faire ? Posez les mains bien à plat au sol. Sautez de droite à gauche en gardant les membres groupés. Faites le plus de sauts possible tout en atterrissant en douceur sur vos pieds.

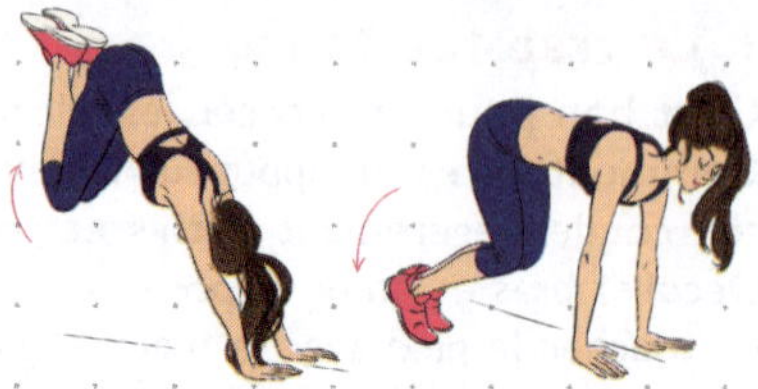

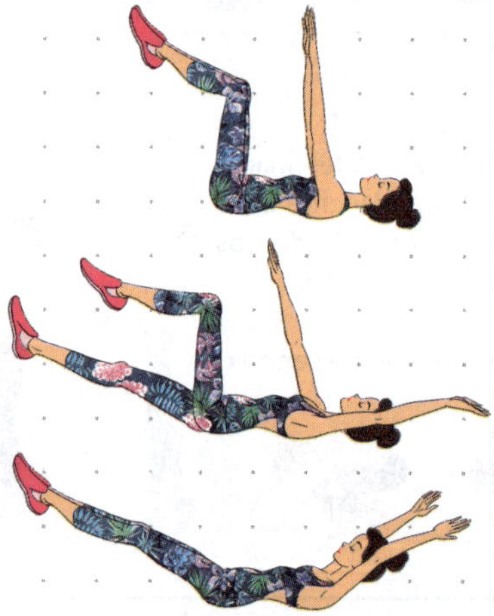

4. L'insecte (dead bug)

C'est bon pour : le renforcement de la sangle abdominale.
Comment faire ? Allongée sur le dos, les bras tendus vers le plafond, les genoux au-dessus des hanches, les jambes à 90 degrés. Expirez pour rentrer le nombril et engagez votre sangle abdominale.
Allongez une jambe vers l'avant et vers le sol, tout en levant le bras opposé au-dessus de votre tête. Inspirez et revenez en position de départ, puis répétez les mouvements de l'autre côté en alternance.
Pensez à bien maintenir la position de votre bassin pendant que vous effectuez le mouvement, pour éviter que votre dos ne se cambre.
Option warrior : Maintenez la position en gainage avec les deux bras et les deux jambes tendues.

5. Les tuck jumps

C'est bon pour : le cardio et le bas du corps.
Comment faire ? Même mouvement pour les squats sautés, mais donnez plus d'impulsion et faites un saut jambes serrées en ramenant les genoux vers la poitrine.

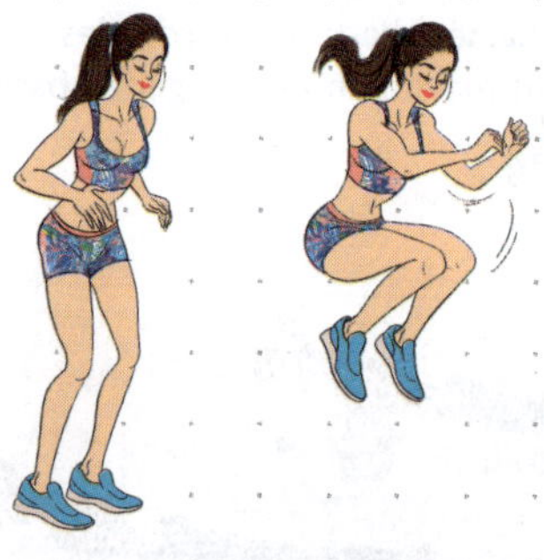

6. L'oiseau

C'est bon pour : le dos, les abdominaux, bras, les fessiers.
Comment faire ? Allongée sur le ventre, tendez vos bras devant votre visage. Relevez légèrement le buste en ramenant les bras le long du corps, les pouces tournés vers le ciel. Contractez les fessiers. Serrez les omoplates et sortez la poitrine. Tenez la position 1 s. Revenez en position initiale et répétez.
Attention à garder le nombril décollé du sol pour ne pas trop tirer sur les lombaires et à bien regarder le sol pendant l'exercice pour ne pas forcer au niveau du cou.

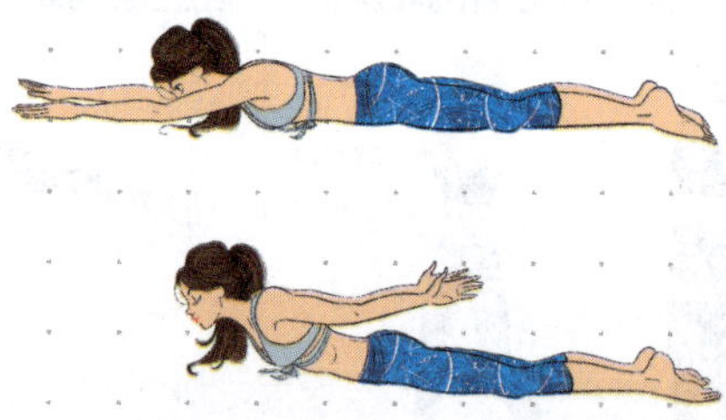

Ma récupération spéciale étirement « animal »

Après vos trainings « animal », place aux étirements « animal ». Des postures de yoga qui s'inspirent, elles aussi, du monde animal pour apporter le plus grand bien à vos muscles et à vos articulations.

Le tip de Clem

« Si vous avez zappé les étirements juste après votre séance, pas de panique ! Vous pouvez vous étirer à distance de votre séance à condition de ne pas le faire à froid. Échauffez-vous un peu au préalable, car les muscles deviennent élastiques avec l'augmentation de votre température corporelle. »

Le chien tête en bas (étirements de la chaîne postérieure)

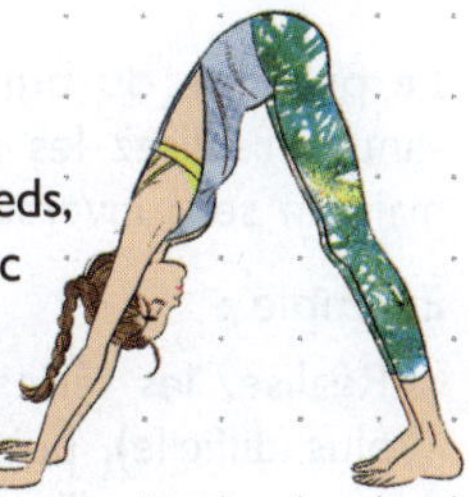

À quatre pattes, mains posées à plat au sol. Mettez-vous sur la pointe des pieds, puis poussez vos fessiers vers le haut en tendant les bras et les jambes. Avec vos mains, faites comme de petits pas en avant pour étendre peu à peu la colonne vertébrale. Les pieds doivent venir se poser à plat sur le sol. Gardez la tête vers le bas. Tenez la position 30 à 40 s.

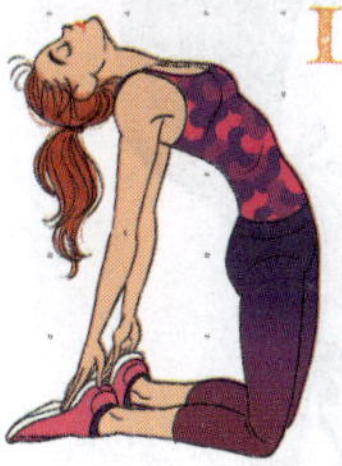

Le chameau (étirement du bas du dos)

À genoux, jambes resserrées, contractez légèrement les jambes et les fessiers de sorte à bloquer la position du bassin. Allongez le torse, depuis le bas de la colonne vertébrale, et basculez le bassin vers l'avant en ouvrant la poitrine vers le plafond. Gardez la tête dans le prolongement de la colonne et détendez petit à petit les épaules vers l'arrière. Arquez très progressivement le dos vers l'arrière en gardant le bas du dos allongé. Aspirez le nombril, vers la colonne pour protéger le bas du dos.

Attention : cet étirement est déconseillé aux personnes hyperlordosées (souffrant du bas du dos) ou souffrant de hernie.

La grenouille (étirement des cuisses)

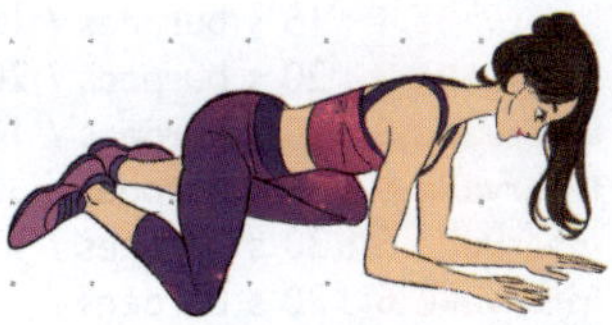

À quatre pattes, mettez-vous en appui sur les coudes. Puis, écartez les genoux tout en serrant la plante des pieds. Expirez et repoussez vos fessiers vers l'arrière. Maintenez cette position pendant 15 s, 2 fois !

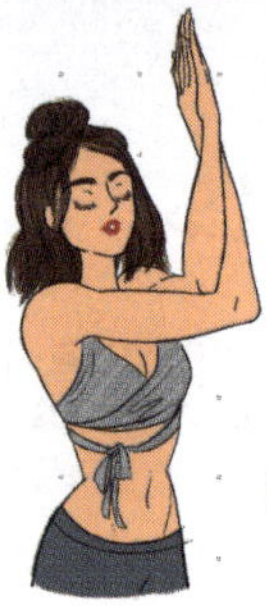

L'aigle (étirement des épaules)

Assise en tailleur, croisez le bras droit sur le bras gauche. Joignez les paumes des mains, les pouces vers la bouche. Gardez le dos droit, imaginez un fil qui tire le sommet de votre crâne vers le plafond. Maintenez l'étirement pendant 45 s en respirant lentement, puis changez de côté !

J'en veux encore ? Vive le burpee challenge !

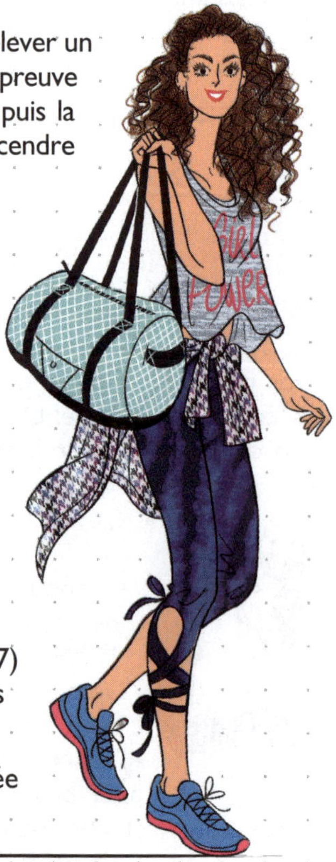

Vous venez de clôturer ces 6 semaines de programme. Vous voulez relever un dernier défi ? Pour le plaisir, testez-vous sur le « burpee challenge » ! L'épreuve se présente sous forme de « montagne » : vous commencez « soft », puis la durée de l'effort augmente à chaque nouvel intervalle avant de redescendre en intensité. Soyez rapide !

Le principe du burpee challenge ? Enchaîner les 2 circuits suivants : réalisez les 6 premiers intervalles, puis recommencez, mais en sens inverse.

Exemple :

- Réalisez les séries suivantes jusqu'à l'intervalle 6 (le niveau le plus difficile), puis refaites le circuit en sens inverse (en commençant par l'intervalle 6 jusqu'à l'intervalle 1). Le tout sans temps de repos supplémentaire !
- Essayez de maintenir le même rythme, et lorsque cela devient difficile, focalisez-vous sur votre posture pour rester dans la séance !
- Notez le nombre de burpees (voir mouvements détaillés, p. 37) que vous avez réalisés à chaque intervalle. L'objectif, pour vous challenger ? En faire encore davantage le tour suivant.

Warning ! Ce challenge est très intense. Mais si vous êtes arrivée jusqu'ici, nul doute que vous terminerez ce défi haut la main !

1re série	2e série (sens inverse)
Intervalle 1 : 15 s burpees / 15 s repos	Intervalle 6 : 30 s burpees / 10 s repos
Intervalle 2 : 20 s burpees / 20 s repos	Intervalle 5 : 30 s burpees / 15 s repos
Intervalle 3 : 20 s burpees / 10 s repos	Intervalle 4 : 30 s burpees / 30 s repos
Intervalle 4 : 30 s burpees / 30 s repos	Intervalle 3 : 20 s burpees / 10 s repos
Intervalle 5 : 30 s burpees / 15 s repos	Intervalle 2 : 20 s burpees / 20 s repos
Intervalle 6 : 30 s burpees / 10 s repos	Intervalle 1 : 15 s burpees / 15 s repos

Ma nutrition « spécial muscles »

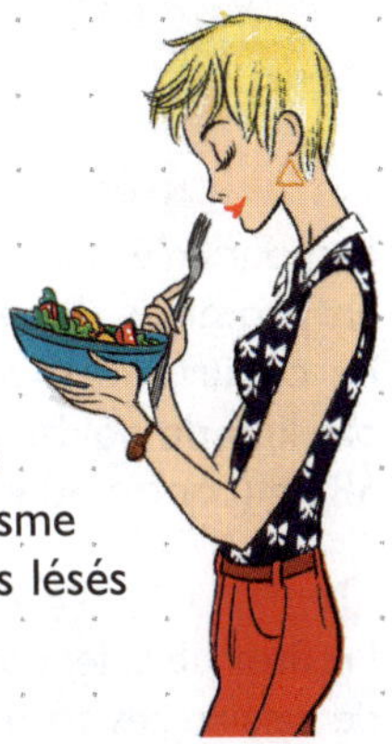

Misez sur les protéines

Pendant l'effort, des acides aminés (éléments de base des protéines, sortes de briques musculaires) sont consommés afin de fournir l'énergie nécessaire aux muscles. Maintenir un bon niveau de protéines dans l'organisme est donc indispensable à une sportive pour nourrir et réparer ses muscles lésés pendant l'entraînement et favoriser sa croissance musculaire.

Les 2 types de protéines

Les protéines animales contiennent les 8 acides aminés essentiels (essentiels car le corps ne les synthétise pas) et sont mieux assimilées par l'organisme que les protéines végétales. Elles présentent en revanche l'inconvénient d'être acidifiantes pour l'organisme.

Les protéines végétales sont plus digestes mais moins bien assimilées car elles ne contiennent pas les 8 acides aminés essentiels (sauf dans le quinoa, le soja, l'amarante et les graines de chia). Mais elles sont généralement pourvues de meilleures graisses que les protéines animales.
À ce stade de l'entraînement, si vous souhaitez construire un muscle fort ou simplement favoriser une meilleure régénération, vous devrez adapter votre consommation de protéines à votre effort intense.

Où les trouve-t-on ?

Notre organisme ne stocke pas les protéines, elles sont éliminées chaque jour. D'où l'importance d'en consommer suffisamment pour une bonne réparation musculaire.

Vous trouverez des protéines de bonne qualité dans :

- La spiruline (58 g/100 g)
- Les protéines de soja texturées (49 g/100 g)
- Le poisson (thon : 26,6 g/100 g)
- Les viandes (bifteck grillé : 27,6 g/100 g ; steak haché 5 % MG : 25,5 g/100 g)
- Les lentilles (24 g/100 g sur produit sec)
- Le jambon de dinde (20,9 g/100 g)
- Les graines de chia (16,5 g/100 g)
- Les œufs (œuf dur : 13,5 g/100 g)
- Le quinoa (13 g/100 g)
- Le tofu (10 g/100 g)

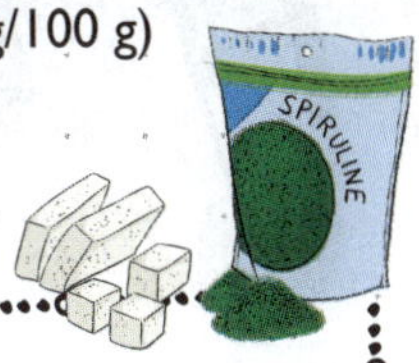

Les conseils de Marie-Laure André, diététicienne

« Gare aux excès de protéines ! Les jours sans entraînement, il n'est pas nécessaire d'augmenter son apport en protéines, les recommandations de 0,8 g à 1 g par kilo de poids suffisent. On peut les augmenter légèrement les jours d'entraînement en fonction de son objectif, si l'on veut prendre de la masse musculaire notamment. Mais, attention, il n'est jamais bon d'avoir trop de déchets provenant de protéines, car en trop grande quantité ils affectent l'activité des reins, saturent les voies d'élimination, et peuvent provoquer notamment des problèmes rénaux. »

Une idée de collation ?

Un yaourt à boire ou du fromage blanc avec une banane et bien sûr de l'eau ! La synergie entre les glucides du fruit et les protéines du produit laitier potentialise la récupération musculaire. Veillez à ce que votre collation ne déséquilibre votre balance énergétique. L'apport en protéines doit s'intégrer dans l'apport global de la journée.

Combien en consommer pour se muscler ?

Les jours d'entraînement, vous pouvez augmenter légèrement votre apport en protéines. Pour construire du muscle (mais pas dans une optique de culturisme !), vous pouvez consommer jusqu'à 1,5 g de protéines par kilo de poids, soit environ 87 g de protéines par jour si vous pesez 58 kg (contre 58 g pour une femme sédentaire ou moyennement active).

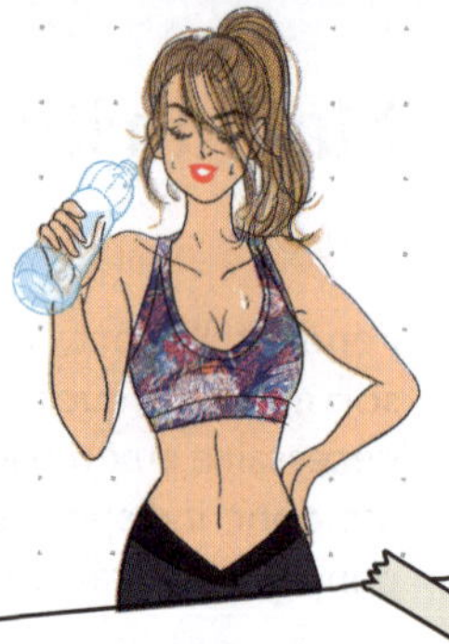

Quand en prendre ?

Profitez de la fenêtre métabolique – qui permet à l'organisme de refaire ses réserves en glycogène, minéraux, protéines – juste après le training pour consommer des protéines. Elles vont aider à régénérer et réparer les tissus musculaires, favoriser la perte de masse grasse et la prise de masse musculaire.

Le moment idéal pour consommer des protéines ?
En phase de récupération, dans la demi-heure suivant la séance.

Veggie et sportive c'est possible !

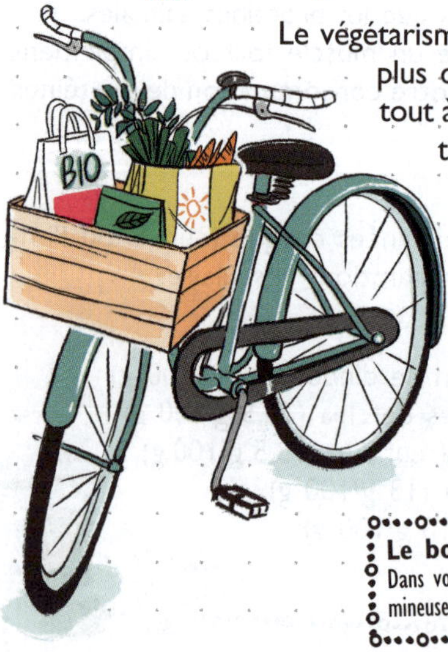

Le végétarisme n'empêche pas du tout les performances ! Il y a d'ailleurs plus d'une sportive de haut niveau qui se dit végétarienne. Il est tout à fait possible de construire un muscle fort avec une alimentation végétarienne, grâce aux végétaux bien sûr, mais également aux produits laitiers. Les protéines végétales ne contiennent pas les 8 acides aminés essentiels (à l'exception du soja, du quinoa, de l'amarante et des graines de chia qui ont des protéines complètes) et sont donc moins bien assimilables. Un problème ? Pas du tout ! Pour pallier cet écueil, rien de plus facile, il suffit d'associer céréales et légumineuses (dont les protéines sont complémentaires), soit au cours d'un même repas, soit sur la journée !

Le bon équilibre au cours du repas
Dans votre assiette, pour une ration de protéines complètes : 2/3 céréales + 1/3 légumineuses, sans compter les légumes et les bons lipides qui composeront un repas complet.

Les bons combos pour faire le plein d'acides aminés

- Haricots rouges & pilaf de millet
- Houmous & pain pita
- Riz & lentilles corail au lait de coco
- Curry de lentilles au tofu
- Tartine de pain complet & beurre de cacahuètes

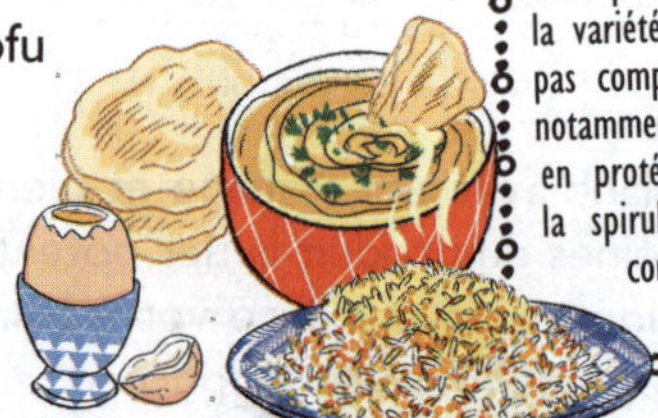

Les conseils de Marie-Laure André, diététicienne-nutritionniste
« Les protéines végétales sont de très bonne qualité. Un mot d'ordre : la variété. C'est la base de l'équilibre. Et il faut faire attention à ne pas compenser l'absence de protéines animales par trop de graisses, notamment en surconsommant des oléagineux. Ils sont certes riches en protéines, mais également très gras. Pensez aux algues (comme la spiruline), aux légumineuses, aux graines de chia. Et si vous consommez aussi des œufs et des produits laitiers, il vous sera d'autant plus facile d'équilibrer vos repas ! »

3 règles d'or pour être une sportive veggie et healthy

1. Répartissez les protéines au cours de vos différents repas et collations.
2. Variez les sources de protéines végétales.
3. Consommez suffisamment de calories sur la journée pour éviter les baisses d'énergie.

Mon 3e bilan HIIT training

Vous êtes arrivée au terme de ces 6 semaines de training HIIT. Yeah ! Quels que soient les résultats obtenus, vous avez remporté votre challenge. Vous pouvez être fière de vous ! Malgré les efforts fournis, vous n'êtes pas totalement satisfaite de vos résultats ? Ne soyez pas trop dure avec vous-même. Arriver au terme de ces 6 semaines est déjà une sacrée victoire car tenir le rythme n'est pas toujours évident, surtout quand l'intensité progresse régulièrement. Le corps a généralement besoin de 6 semaines pour s'adapter, mais en fonction des personnes, cela pourra être un peu plus ou un peu moins. Donc soyez patiente et surtout indulgente ! Le plus important est bien de se dépenser et de se faire plaisir. Le moment est venu de faire le point sur ce qui vous a plu ou déplu au cours de ces 6 semaines d'entraînement.

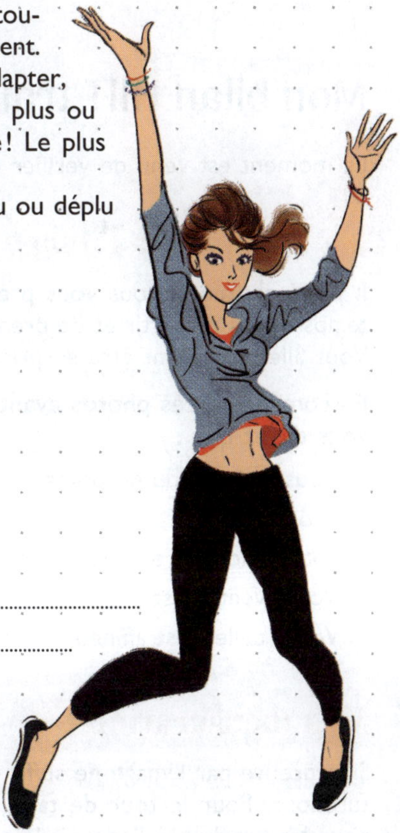

Mes ressentis au quotidien

- ☐ Je dors mieux
- ☐ Je me sens mieux dans mon corps
- ☐ Je suis moins stressée
- ☐ Je suis plus tonique

Côté exercices

L'exercice que j'ai trouvé le plus facile : …

L'exercice avec lequel j'ai le plus de difficultés : …

Au cours de ce dernier cycle, comment ai-je progressé ?

…

Les séries que j'ai envie de refaire : …

…

CHAPITRE 6

ET APRÈS ? JE GARDE LE TEMPO !

Vous pouvez être fière de vous, vous avez terminé ces 6 semaines de training HIIT haut la main. Il y a peut-être eu des semaines plus difficiles que d'autres, des jours où la motivation n'était pas au rendez-vous, mais si vous êtes arrivée jusqu'ici, c'est que vous avez tenu bon, que vous ne vous êtes pas laissée décourager. Vous êtes une HIIT girl accomplie, congrats !

Mon bilan HIIT training

Le moment est venu de vérifier que vos efforts ont bien porté leurs fruits !

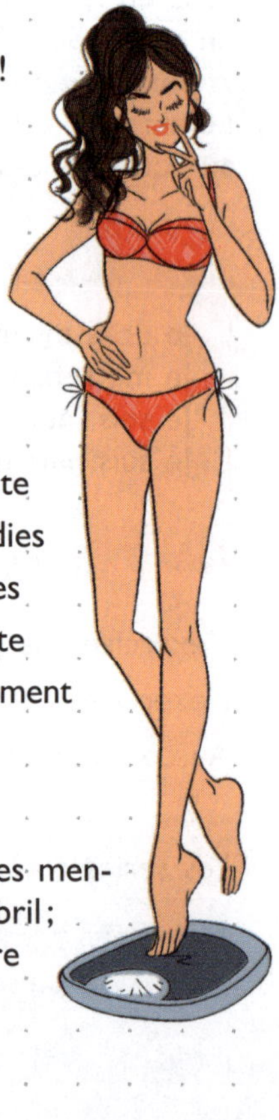

La preuve par l'image, bis

Il y a 6 semaines, vous vous preniez en photo de face et de profil. Il est temps de les ressortir et de prendre de nouveaux clichés pour comparer. Vous allez sûrement être surprise par le chemin parcouru.

En comparant ces photos avant/après training HIIT, vous diriez que :

- ☐ Vous avez perdu du poids
  Si oui, combien ....
- ☐ Votre silhouette est plus ferme et plus galbée
- ☐ Votre ventre est plus plat
- ☐ Votre taille s'est affinée
- ☐ Vous avez moins de cellulite
- ☐ Vos fesses sont plus rebondies
- ☐ Vos bras sont plus toniques
- ☐ Vous vous tenez plus droite
- ☐ Vous êtes plus forte physiquement

Mes mensurations

Si la preuve par l'image ne suffit pas, prenez le temps de noter vos nouvelles mensurations. Pour le tour de taille, placez le mètre juste au-dessus du nombril ; pour les hanches, à l'endroit le plus fort ; pour les cuisses, prenez la mesure 2 cm sous la fesse. Et n'oubliez pas de vous peser.

Après 6 semaines d'entraînement :

Je pèse :	Mon objectif était de peser : ......
Mon tour de taille aujourd'hui :	Il y a 6 semaines : ....
Mon tour de hanches aujourd'hui :	Il y a 6 semaines : ....
Mon tour de cuisses aujourd'hui :	Il y a 6 semaines : ....
Mon tour de bras aujourd'hui :	Il y a 6 semaines : ....

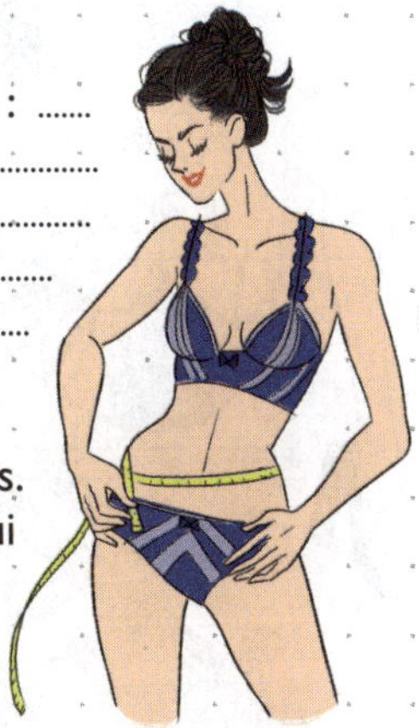

Vous avez atteint vos objectifs ?

Vous avez été rigoureuse, assidue et régulière et cela a porté ses fruits. Vous avez très certainement aussi rééquilibré votre alimentation, qui vous aide maintenant à avoir un corps plus fort, plus svelte. Vous avez remporté le challenge que vous vous étiez fixé et/ou vous avez (re)découvert le bonheur de transpirer. Vous détenez toutes les clés pour continuer sur cette lancée.

Vous n'avez pas atteint vos objectifs ?

Le plus important est que vous ayez remis l'activité physique et les bases d'une alimentation plus saine au cœur de votre style de vie. Ne culpabilisez pas, changer radicalement sa silhouette prend du temps. Un tonus au top et une silhouette affûtée se sculptent et se travaillent sur le long terme. Et nous ne doutons pas qu'après ces 6 semaines d'effort intense, vous êtes devenue accro à la sueur et n'avez qu'une envie : continuer et persévérer quelle que soit l'activité !

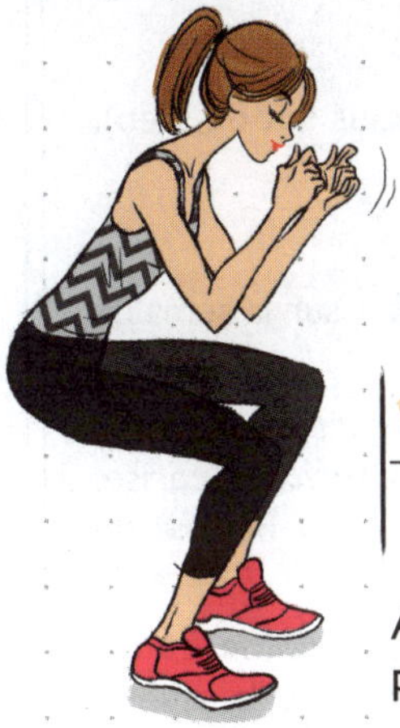

C'est reparti pour un tour !

Et si vous refaisiez le circuit test des débuts (p. 33) pour voir votre évolution ?

À faire en 5 min : 15 squats + 10 pompes sur les genoux + 10 jumping jacks.

Nombre de tours en 5 min	Semaine 0	Semaine 6

Alors ? On parie que vos résultats sont maintenant explosifs ! Sinon, persévérez encore !

J'ai minci ! Comment stabiliser mon poids ?

Vous avez perdu du poids ? Super ! Voici comment vous stabiliser pour que votre nouvelle silhouette vous accompagne le plus longtemps possible.

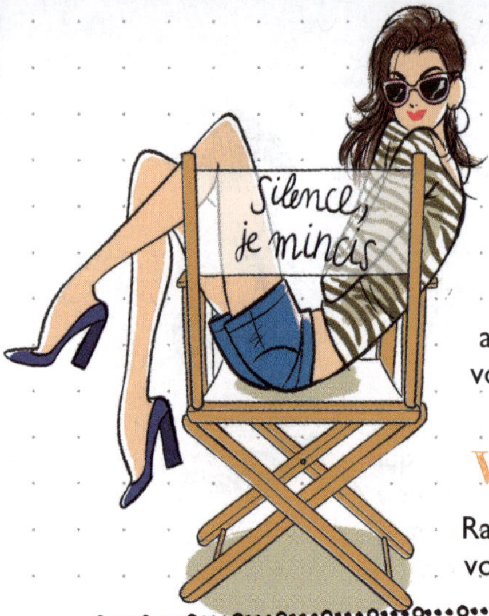

Une nouvelle phase

Votre training HIIT est terminé. Vous allez devoir vous coacher toute seule. L'objectif ? Ne pas perdre les bénéfices acquis pendant ces 6 semaines d'entraînement et ne pas reprendre de poids. Maintenez le cap pour ne pas renouer avec de vilaines petites habitudes qui pourraient bien plomber votre nouveau corps galbé.

Vous craignez de reprendre du poids ?

Rassurez-vous ! À partir de maintenant, vous n'avez rien à changer, vous devez simplement optimiser les bons réflexes que vous avez développés au cours de ces 6 semaines de programme. Si vous continuez sur votre lancée, à savoir faire du sport régulièrement tout en gardant une alimentation plaisir saine et équilibrée (avec 20 % de cheat meal autorisé tout de même !), vous conserverez la silhouette que vous vous êtes sculptée.

Les conseils de Marie-Laure André, diététicienne-nutritionniste

« En phase de stabilisation, il faut continuer à s'entraîner au moins 2 fois par semaine et il faut bien sûr conserver des repas structurés et réguliers, riches en fruits et légumes et pauvres en plats industriels trop sucrés, trop salés, trop gras. Attention : si vous revenez à vos anciennes habitudes, vous reprendrez du poids ! »

Les 8 clés de la stabilisation

1. **Continuez à faire du sport** 2 à 3 fois par semaine (l'activité qui vous fait du bien).
2. **Évitez le sucre raffiné** lors de vos repas et dans vos en-cas.
3. **Mangez à satiété** et arrêtez-vous lorsque vous n'avez plus faim.
4. **Surveillez vos écarts sans culpabiliser**, l'équilibre nutritionnel se fait sur la semaine (vous ferez mieux demain !).
5. **Ayez toujours chez vous des aliments de base** faciles à consommer pour éviter les crushs sur la junk food (des bâtonnets de carotte au frais, des tomates cerise, de l'emmental, des amandes, des cerneaux de noix, des bananes, du beurre de cacahuètes…).
6. **Ciblez les fibres et les sucres lents :** les premiers favorisent la digestion, le transit intestinal, aident à éliminer les graisses quand les seconds ont un effet sur la satiété. Vous trouverez des fibres dans les céréales complètes, les légumineuses (haricots blancs, lentilles), les fruits et les légumes et des sucres lents dans les pâtes, le riz, le boulgour…
7. **Ne vous pesez pas plus d'1 fois** par semaine (pas d'obsession !).
8. **Ne vous lancez pas dans un régime**, la clé c'est l'équilibre, un peu de tout sans excès mais toujours avec beaucoup de plaisir !

Quel est votre rapport au sucre aujourd'hui ?

□ Vous n'avez pas vraiment noté de changement.

□ Vous êtes écœurée beaucoup plus vite qu'avant après avoir mangé du chocolat ou des friandises…

□ Votre plaisir est de vous offrir un carré de chocolat noir à la fin d'un repas.

Votre petit déjeuner…

□ Est quasi inexistant (un café et une viennoiserie sur le chemin du travail)

○ Plutôt sucré (pain et pâte à tartiner, petite brioche, cookies)

△ Plutôt salé (des œufs, du fromage, du pain et du beurre)

+ Riche en glucides (fruit, flocons d'avoine, pain complet, fromage blanc)

Vous avez coché les réponses □ ou ○ ? Vous allez devoir revoir la composition de votre petit déjeuner, car c'est vraiment l'une des clés pour garder la ligne.

Vous avez coché les réponses △ ou + ? Parfait, vous avez adopté de bonnes habitudes au moins pour le petit déjeuner. Vous en ressentez certainement les bienfaits (moins de fringales dans la matinée, un sentiment de satiété qui dure plus longtemps…).

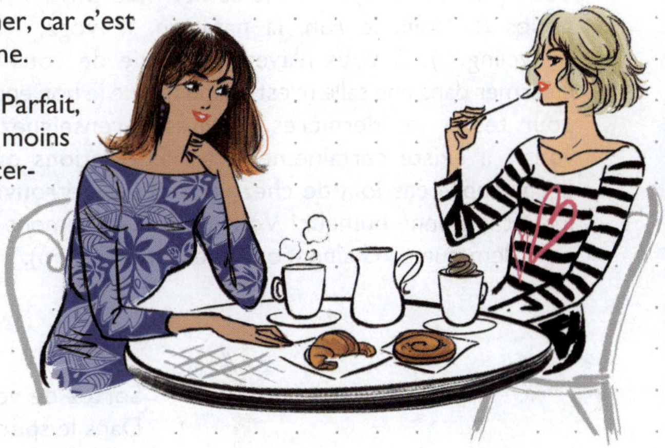

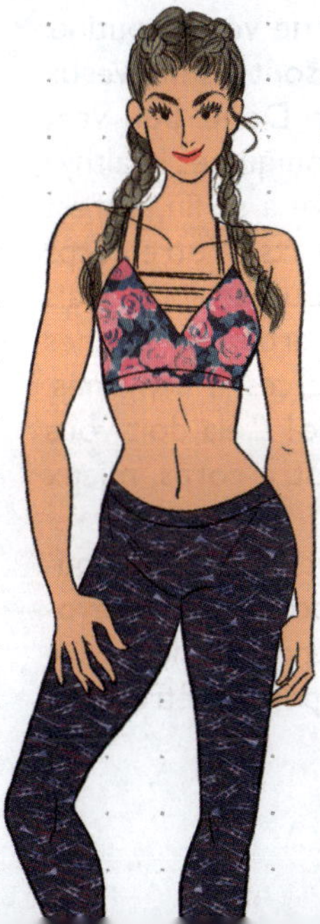

Je reste mo-ti-vée !

Vous vous êtes lancée dans ce challenge pour perdre du poids, vous remettre au sport, relever un nouveau défi ? Nous espérons que vous avez atteint votre but et que ce training HIIT aura été un vrai déclencheur (s'il en fallait un) pour vous donner envie de (re)faire du sport de façon intensive, découvrir de nouvelles activités, vous booster à un moment où vous aviez un petit coup de mou. Ce programme avait bien sûr pour objectif de vous pousser à vous dépasser, mais aussi de vous donner envie de vous dépenser en vous amusant, car il est bien là, le secret du sport qui rend accro : un sport qui vous apporte beaucoup de plaisir même si parfois il fait un peu souffrir.

Restez active

Dans les transports, restez debout plutôt qu'assise (vous brûlerez davantage de calories), prenez les escaliers au lieu des escalators et des ascenseurs (votre booty vous en remerciera), marchez dès que vous le pouvez. Et surtout, continuez à avoir une alimentation healthy. N'oubliez pas, nous sommes ce que nous mangeons, alors oui aux écarts quand ils font l'exception et non la règle.

Variez vos trainings

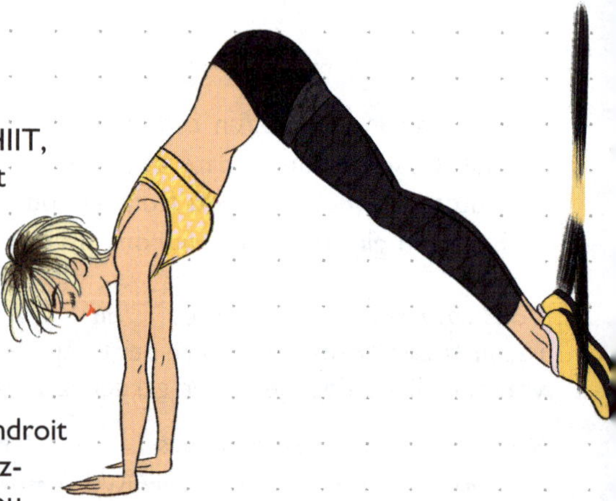

Maintenant que vous maîtrisez les rudiments du HIIT, vous pouvez continuer par vous-même en piochant dans les différentes séries selon votre envie du jour, en ajoutant un tour supplémentaire, en jouant sur les ratios effort/pause.
Vous pouvez essayer d'autres activités physiques (le trail, le run, la natation, le yoga, le cycling…). Si vous n'avez pas envie de vous enfermer dans une salle (c'est quand même le bon endroit pour tester les dernières activités !), renseignez-vous : il existe certainement des associations ou des groupes pas loin de chez vous qui se retrouvent régulièrement pour transpirer dans la joie et la bonne humeur ! Vous pouvez également suivre les séances de workout proposées par Clem sur sa chaîne YouTube (Fit by Clem).

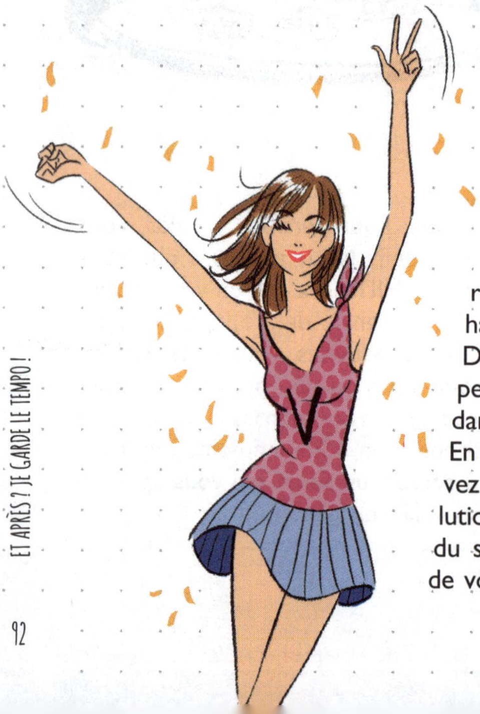

Fixez-vous de nouveaux objectifs !

Sortez de votre zone de confort et de votre routine. Dans le sport comme dans la vie, ce sont les nouveaux projets qui nous poussent à avancer. Donc, bon vent sur votre nouveau chemin de vie tonique et healthy ! À présent que le programme arrive à sa fin, il n'est pas question d'abandonner vos efforts ! Votre corps s'habitue et devient plus fort de jour en jour. Mais rappelez-vous que rien n'est acquis ! Gardez les bonnes habitudes que vous avez prises durant ces 6 semaines. Dites-vous qu'être fit est un style de vie ! Cela doit vous permettre de vous sentir mieux dans votre corps, mieux dans votre tête.
En cas de démotivation, rappelez-vous que vous seule pouvez agir pour faire bouger les choses. Abordez votre évolution de manière positive, et surtout prenez plaisir à faire du sport ! C'est VOTRE moment. Vous pouvez être fière de vous !

Carnet d'adresses

Les sites de Clem

https://fitbyclem.com
YouTube : Fit By Clem
Instagram : @fitbyclem

Le site de Marie-Laure André

www.igbas.com
www.passionnutrition.com

Pour en savoir plus sur le sport santé et l'alimentation de la sportive

www.irbms.com
www.nicolas-aubineau.com
www.lepape-info.com
www.nutritiondusport.fr

Pour aller plus loin dans les entraînements fitness

www.litobox.com

BIBLIOGRAPHIE

Le HIIT au féminin, Sean Bartam, éditions Marabout, 2015.
Nutrition du sportif, Nancy Clark, éditions Vigot, 2015.
Mon cahier Body minceur, Marie-Laure André, éditions Solar, 2017 (1re éd.).
Alimentation pour le sportif, Dr Stéphane Cascua et Véronique Rousseau, éditions Amphora, 2005.
Ma bible de la naturopathie spécial sportif, Frédérique Laurent, éditions Leduc.s, 2017.

Remerciements

Le mot de Jessica

Un grand merci à la journaliste et auteure Florence Heimburger qui a soufflé mon nom aux éditions Solar et m'a été de précieux conseil pour ce nouveau challenge. À Juliette Collonge pour l'intelligence de nos échanges et son accompagnement qui a rendu ce cahier plus pertinent. À Marie-Laure André pour sa gentillesse, sa patience, ses conseils et son précieux regard.
Un grand merci bien sûr à Clem, *alias* Fit By Clem, sans qui ce cahier n'aurait pu se faire. Ses remarques pertinentes, son dynamisme et ses connaissances ont été une vraie source de motivation et d'inspiration. À mes amies, pour leurs conseils, leurs mots d'encouragement et leur soutien tout au long de ce projet et dans toutes les étapes de ma vie. Enfin, une pensée spéciale pour ma sœur Mélissa, mon soutien de la première heure, la force qui me pousse à avancer au quotidien comme dans le sport. Un modèle de persévérance et d'abnégation.

Le mot de Clem

Je souhaiterais tout d'abord remercier Jessica Xavier pour m'avoir aussi bien accompagnée dans la rédaction de ce *Cahier HIIT*. Ses bonnes idées et ses encouragements ont été très fructueux ! Également à Juliette Collonge pour nous avoir guidées dans la rédaction de ce cahier. À Suyapa Hammje, pour nous avoir accordé sa confiance sur ce nouveau projet. Un grand merci à certains des adhérents de mes salles de sport, qui parfois sans le savoir ont pu tester avec enthousiasme quelques-unes de ces séances de HIIT ! À mes collègues « coach » pour avoir donné leur avis toujours très pertinent sur mon travail.
Enfin, une pensée spéciale pour mon ami Guillaume, ainsi que pour ma maman et ma sœur, qui m'ont toujours soutenue dans mes projets et m'inspirent beaucoup au quotidien !

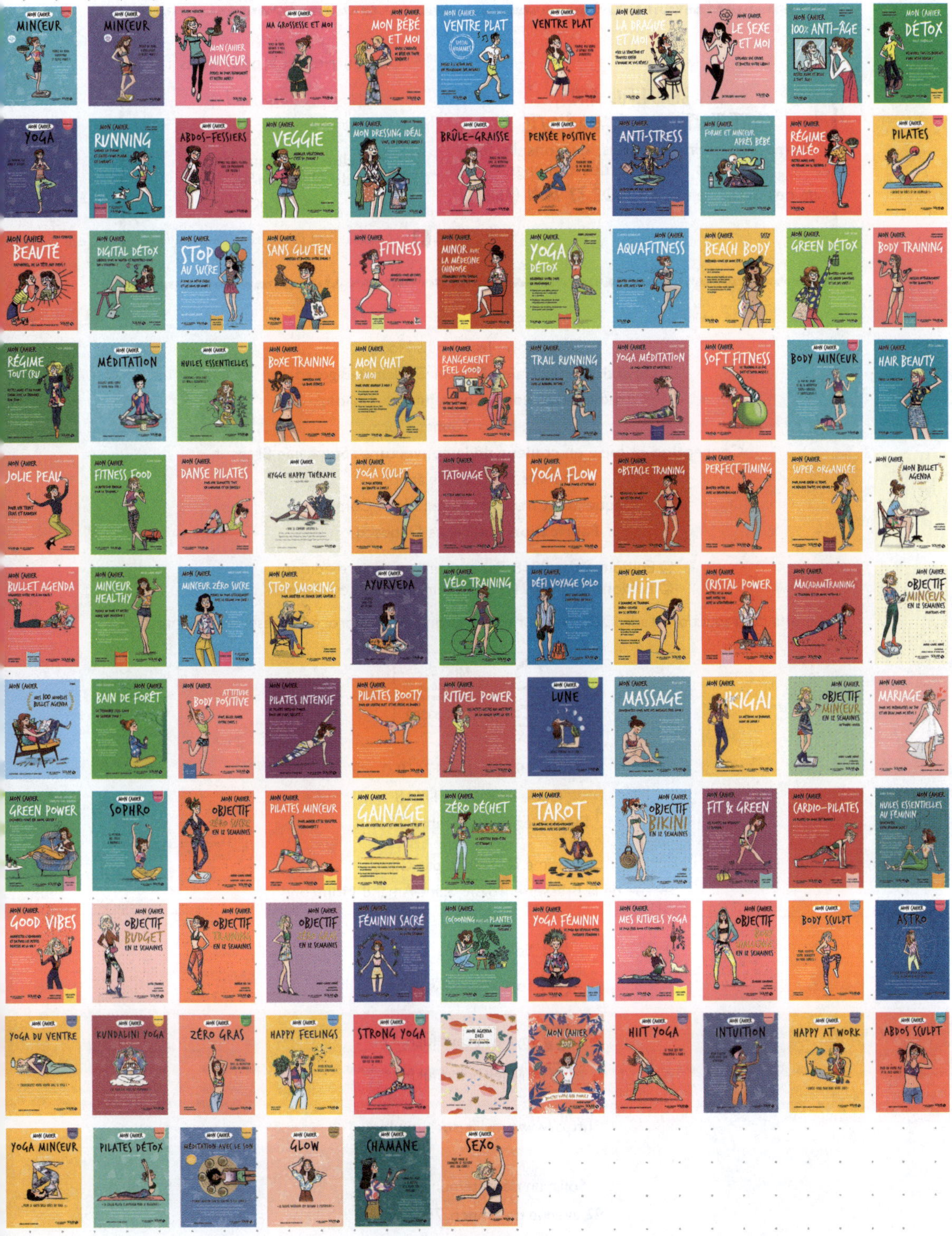
Mon cahier Minceur
Mon cahier Minceur
Mon cahier Minceur
Mon cahier Ma grossesse et moi
Mon cahier Mon bébé et moi
Mon cahier Ventre plat
Mon cahier Ventre plat
Mon cahier La drague et moi
Mon cahier Le sexe et moi
Mon cahier 100% anti-âge
Mon cahier Détox
Mon cahier Yoga
Mon cahier Running
Mon cahier Abdos-fessiers
Mon cahier Veggie
Mon cahier Mon dressing idéal
Mon cahier Brûle-graisse
Mon cahier Pensée positive
Mon cahier Anti-stress
Mon cahier Forme et minceur après bébé
Mon cahier Régime paléo
Mon cahier Pilates
Mon cahier Beauté
Mon cahier Digital détox
Mon cahier Stop au sucre
Mon cahier Sans gluten
Mon cahier Fitness
Mon cahier Minceur avec la médecine chinoise
Mon cahier Yoga détox
Mon cahier Aquafitness
Mon cahier Beach body
Mon cahier Green détox
Mon cahier Body training
Mon cahier Régime tout cru
Mon cahier Méditation
Mon cahier Huiles essentielles
Mon cahier Boxe training
Mon cahier Mon chat & moi
Mon cahier Rangement feel good
Mon cahier Trail running
Mon cahier Yoga méditation
Mon cahier Soft fitness
Mon cahier Body minceur
Mon cahier Hair beauty
Mon cahier Jolie peau
Mon cahier Fitness food
Mon cahier Danse pilates
Mon cahier Hygge happy thérapie
Mon cahier Yoga sculpt
Mon cahier Tatouage
Mon cahier Yoga flow
Mon cahier Obstacle training
Mon cahier Perfect timing
Mon cahier Super organisée
Mon cahier Mon bullet agenda
Mon cahier Bullet agenda
Mon cahier Minceur healthy
Mon cahier Minceur zéro sucre
Mon cahier Stop smoking
Mon cahier Ayurveda
Mon cahier Vélo training
Mon cahier Défi voyage solo
Mon cahier HIIT
Mon cahier Cristal power
Mon cahier Macadam training
Mon cahier Objectif minceur en 12 semaines
Mon cahier Mes 100 modèles bullet agenda
Mon cahier Bain de forêt
Mon cahier Attitude body positive
Mon cahier Pilates intensif
Mon cahier Pilates booty
Mon cahier Rituel power
Mon cahier Lune
Mon cahier Massage
Mon cahier Ikigai
Mon cahier Objectif minceur en 12 semaines
Mon cahier Mariage
Mon cahier Green power
Mon cahier Sophro
Mon cahier Objectif zéro sucre en 12 semaines
Mon cahier Pilates minceur
Mon cahier Gainage
Mon cahier Zéro déchet
Mon cahier Tarot
Mon cahier Objectif bikini en 12 semaines
Mon cahier Fit & green
Mon cahier Cardio-pilates
Mon cahier Huiles essentielles au féminin
Mon cahier Good vibes
Mon cahier Objectif budget en 12 semaines
Mon cahier Objectif en 12 semaines
Mon cahier Objectif en 12 semaines
Mon cahier Féminin sacré
Mon cahier Cocooning avec les plantes
Mon cahier Yoga féminin
Mon cahier Mes rituels yoga
Mon cahier Objectif en 12 semaines
Mon cahier Body sculpt
Mon cahier Astro
Mon cahier Yoga du ventre
Mon cahier Kundalini yoga
Mon cahier Zéro gras
Mon cahier Happy feelings
Mon cahier Strong yoga
Mon agenda 2021
Mon cahier 2021
Mon cahier HIIT yoga
Mon cahier Intuition
Mon cahier Happy at work
Mon cahier Abdos sculpt
Mon cahier Yoga minceur
Mon cahier Pilates détox
Mon cahier Méditation avec le son
Mon cahier Glow
Mon cahier Chamane
Mon cahier Sexo

LES BEAUTIFUL GIRLS,
C'EST TOUTE UNE COMMUNAUTÉ !

Retrouvez plein de bonus, de conseils feel good, des recettes, des trainings, et des actus tendance MADE BY MON CAHIER !

Un lieu rien que pour vous :

http://mylifeisbeautiful.fr/

Une communauté de filles stylées :

VOUS DÉCHIREZ

mylifeisbeautiful.fr mylifeisbeautiful.fr

Direction : Jean-Louis Hocq
Direction éditoriale : Marion Guillemet-Bigeard
Directrice de collection : Juliette Collonge
Édition : Lama Younès-Corm
Conception et mise en couleur de la couverture : Stéphanie Brepson
Rabats : Sophie Delannoy
Maquette et mise en page : Nord Compo
Fabrication : Laurence Duboscq

MIXTE
Papier issu de sources responsables
FSC® C003309

ISBN : 978-2-263-17618-0
Code éditeur : L17618
Dépôt légal : septembre 2021

Imprimé en France par Clerc
94, rue de la Brasserie, 18200 Saint-Amand-Montrond

SolarEditions
solar_editions

mylifeisbeautiful.fr
mylifeisbeautiful.fr

http://www.mylifeisbeautiful.fr/

Solar, un département d'Édi8
92, avenue de France, 75013 Paris